湖北省教育厅科技处，"一带一路"视域下楚舞和
合，B2019368
长江大学文理学院院级课题"三全育人"视域下中式瑜伽课程教学理论
与实践研究，WL202106

瑜伽系统训练研究

胡杜娟　著

河北科学技术出版社
·石家庄·

图书在版编目（ＣＩＰ）数据

瑜伽系统训练研究 / 胡杜娟著. -- 石家庄 ：河北
科学技术出版社，2024.3
ISBN 978-7-5717-1943-2

Ⅰ．①瑜… Ⅱ．①胡… Ⅲ．①瑜伽－研究 Ⅳ.
①R161.1

中国国家版本馆CIP数据核字(2024)第051179号

瑜伽系统训练研究
YUJIA XITONG XUNLIAN YANJIU

胡杜娟　著

责任编辑	刘建鑫	
责任校对	王丽欣	
美术编辑	张　帆	
封面设计	优盛文化	
出版发行	河北科学技术出版社	
地　　址	石家庄市友谊北大街 330 号（邮编：050061）	
印　　刷	河北万卷印刷有限公司	
开　　本	710mm×1000mm　1/16	
印　　张	12	
字　　数	200 千字	
版　　次	2024 年 3 月第 1 版	
印　　次	2024 年 3 月第 1 次印刷	
书　　号	ISBN 978-7-5717-1943-2	
定　　价	78.00 元	

前　言

　　现代社会竞争日趋激烈，生活节奏明显加快，人们心理长期处于过度紧张的状态，这就极易导致神经功能失调，进而诱发精神上的疾病。如何让心理始终保持一种健康状态，成为当今医学、心理学和社会学共同关心且迫切需要解决的一个重要问题。

　　瑜伽来自印度。中国和印度有约两千年的文化交流历史，瑜伽在中国的影响几乎贯穿于这两千年的各个时段。从两汉之交佛教传入中国，释迦牟尼的禅法（佛教瑜伽）便随之而来。自兹以往，瑜伽在中国的发展历代相承，未曾间断。

　　为了使瑜伽在大众生活中继续发挥作用，撰者结合健康中国的目标要求，撰写了本书。全书共分为基础（第一章至第四章）和训练（第五章至第九章）两大部分。其中，基础部分主要介绍了瑜伽的生理学、解剖学、营养学基础，瑜伽练习功效，瑜伽饮食密码，以及瑜伽运动前的相关准备工作等。训练部分则以呼吸训练、坐姿训练、站姿训练、平衡姿势训练、放松休息训练等为切入点，分别介绍了不同瑜伽体式、练习步骤及相关注意事项。

　　本书在撰写过程中，在内容上力求突出知识性、科普性和实用性；在形式上采用循序渐进的动作图解，以追求直观、简洁、明了；在文字上力争做到精练规范且通俗易懂。

　　由于著者撰写水平不足和经验有限，本书在内容和结构上仍不可避免地存在着不足与缺憾，在此敬请广大读者批评指正。

目 录

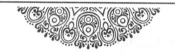

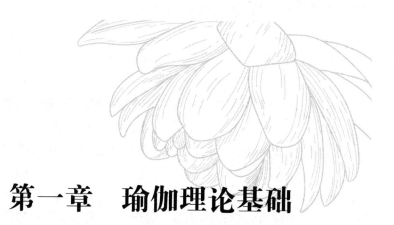

第一章　瑜伽理论基础

"瑜伽"一词来自梵语，具有"连接""结合""一起"的意思。"瑜伽"就是实现个体"自我"和宇宙世界"大我"有效结合的手段。总体上说，瑜伽就是指"生命本体"和"自我"的结合，它的精髓是身体与心灵的结合，即要求身体和心理达到最和谐的理想状态。

第一节　生理学基础

一、生长发育

遗传因素在人的生长发育过程中有着重要的影响，也就是说，人的生理机能、形态结构、运动能力和心理特点，甚至人的寿命等都会受到遗传因素的影响，为人的生长发育确定了一个大致的方向和水平。但这种遗传程序并不是永远不变的，在后天环境的影响下也会在一定程度上发生改变。瑜伽是对这种程序进行调节的基本手段之一。人的生长发育过程呈现出阶段性特点，在不同的生长发育阶段从事不同的运动锻炼，能够给人的生命过程带来非常重要的影响，生长发育规律对指导瑜伽练习有着非常重要的意义，它不仅可以指明各个年龄阶段进行瑜伽的必要性，而且还能够充分说明瑜伽要科学、全面、因人而异，在不同的时期要有不同的侧重点。

二、新陈代谢

新陈代谢是指生物体与外界环境通过不断进行物质和能量交换以实现自我更新的过程。从新陈代谢的含义中可知，新陈代谢过程包括两个方面，即物质代谢和能量代谢。物质代谢就是指人体与外界环境之间以及体内不断地进行物质转换的过程，包括同化作用和异化作用两个过程，这两个过程既相互对立又相互联系。同化作用是指人体将从外界环境中摄取的食物合成自身需要的成分，并储存能量的过程；异化作用是指人体通过分解自身成分，排出代谢产物，并释放能量的过程。能量代谢是指物质代谢过程中所伴随的能量储存、释放、转移和利用的过程。糖、脂肪和蛋白质是人体进行机体结构建造，并实现组织自我更新的原料，同时也是人体所需能量的重要来源。进行瑜伽练习时，人体内的新陈代谢过程会较平时得到加强，能量的消耗也会随之增大。从事有效的瑜伽练习能够提高人体组织细胞内酶的适应性，使酶的活性得到提高，从而促进人体的物质代谢过程和能量代谢过程，使能量物质的供应更加充分，达到比锻炼前更高的水平，人体各器官的功能也得到进一步增强，这是瑜伽可以增强人体体质的重要原因。另外，在进行瑜伽练习时，能量的供应也是保持充沛的体力和获取良好运动效果的重要条件。

新陈代谢是人体生命活动的基本特征之一，具有非常重要的作用和意义。在新陈代谢过程中，同化作用和异化作用是同时进行且相互依存的，并在人体生长发育的不同阶段表现出不同的特点。在儿童青少年时期，同化作用占优势，人体内物质合成的速度远大于物质分解的速度，从而使得人体不断地生长发育；成人青年和中年时期，人体内的同化作用与异化作用基本上维持在平衡的状态，新陈代谢旺盛，为人体提供充沛的精力；在老年时期，人体内的异化作用占优势，身体机能渐趋衰退，衰老加剧，使得老年人体质不断下降。进行瑜伽健身时，人体内能量的消耗增加，异化作用占据优势，而在锻炼后的恢复阶段，被消耗的能量物质得到恢复，同化作用占据优势，从而使得人体的物质和能量代谢有所增加。

（一）物质代谢

人体的物质代谢，主要包括糖代谢、脂肪代谢和蛋白质代谢。

1. 糖代谢

糖是人体细胞的重要组成部分，也是瑜伽健身所需能量的重要来源。可见，糖在人体内有着重要且不可替代的作用。糖是人体为肌肉和大脑组织细胞供能的首选物质。糖在体内的代谢受运动负荷的影响，运动的负荷不同，糖在体内的代谢也不同。通常情况下，糖在体内除供应人体所需能量外，还可以转变成蛋白质和脂肪。

（1）糖的代谢过程。糖在摄入人体后，首先在消化酶的作用之下，转变为可以被吸收的葡萄糖分子；其次，葡萄糖分子经小肠黏膜的上皮细胞转运进入血液，成为血糖；最后，血糖在人体进一步合成大分子糖，即糖原，糖原是人体内糖能量的储存单位，在肝脏中合成并储存的被称为肝糖原，在肌肉中合成并储存的称为肌糖原。肝脏将体内的乳酸、丙氨酸、甘油等非糖质物质合成为葡萄糖或糖原，是糖的异生作用。合成糖原和糖异生就是糖合成代谢的过程。糖原和葡萄糖通过糖酵解、有氧氧化，戊糖磷酸和乙醛酸途径等生成乳酸，乳酸通过糖异生作用生成葡萄糖或氧化分解。这就是整个糖分解被利用的过程。

（2）运动对血糖的影响。安静状态下，人体血糖浓度的正常变化范围在 3.9 ～ 6.1 毫摩尔 / 升，经常参与体育运动的人与正常人没有区别。在参与长时间，高强度的运动时，可引起血糖水平下降，导致运动者的体能下降。相关研究表明，在不同类别的体育运动中血糖浓度的变化趋势是有区别的。由于运动内容、强度的不同，以及因此而引起的神经系统兴奋性的不同，造成进行不同类别的体育活动后血糖浓度的不同。

（3）补糖对运动的影响。在体育运动中，特别是运动强度和运动量大，能量消耗多、消耗快的体育运动，在运动前和运动的过程中，都要进行科学合理的补糖，来提高体育运动的效果。相关研究表明，运动前的服糖时间对运动中的血糖水平变化有很大的影响。运动时人体补充糖的最佳时间是运动开始前半小时或两小时。在运动开始前补充糖，进入人体内的糖可以直接随血液运送到肌肉组织，或者在运动开始前已完成糖原的合成转化过程；在运动开始后，肌、肝糖原被动员进入血糖完成供给需要，可以保持较高的血糖水平。最好不要在开始运动前的一个小时进行补糖，因为此时补糖，血糖会迅速升高，引起胰岛素反应，大量分泌胰岛素，从而降低运动能力甚至会出现运动性低血糖。

在体育运动中，补充糖的周期是每隔半个小时补充一次浓度低的饮料，因为低浓度的饮料可促进渗透吸收，并且胃在短时间内只能排空少量的液体。而高浓度的饮料会对胃的功能造成一定的影响，延长胃排空的时间，不利于人体对糖的吸收，从而影响运动效果。

2. 脂肪代谢

脂肪是人体内主要的能量来源之一。在人体内，大部分的脂肪贮存在皮下结缔组织，内脏器官周围、肠系膜等部位，同时也是有氧代谢为主的训练中的主要能量物质。人体脂肪的主要来源是食物，主要是动物脂肪和植物油，也可以在体内由糖或蛋白质转变而成。除了作为能量物质外，脂肪还具有保护器官，减少摩擦和防止体温散失等作用，它也会随着新陈代谢进行不断的更新。

（1）脂肪的代谢过程。首先，脂肪的疏水性可以借助机体自身以及摄入的各种乳化剂形成乳浊液，并在机体的水环境中被酶解。脂肪可以分解形成甘油、游离脂肪酸和单酰甘油，以及少量的二酰甘油和未经消化的三酰甘油。然后，脂肪通过小肠上皮细胞直接吞饮脂肪微粒或脂肪微粒的各种成分进入小肠上皮细胞形成乳糜微粒被吸收。乳糜微粒和分子较大的脂肪酸进入淋巴管，甘油和分子较小的脂肪酸溶于水，扩散入毛细血管。脂肪进一步分解成二碳单位，最终生成二氧化碳和水。

（2）运动中的脂肪代谢。有的体育活动需要进行长时间的有氧运动，而运动时间越长，人体内动用的脂肪就越多。因此，参与体育活动，可以改善血脂升高，降低血浆中低密度脂蛋白（low-density lipoprotein，LDL）的含量，增加血浆中高密度脂蛋白（high-density lipoprotein，HDL）的含量。长期坚持参与体育活动，还可以有效减少体脂积累，有效改善身体的成分，起到减肥塑身的功效。

3. 蛋白质代谢

蛋白质由氨基酸组成，是构成细胞结构的最主要的原料，在调节机体各种生理功能中起着不可替代的作用，因此，蛋白质是人体不可缺少的营养物质之一。蛋白质代谢也是以氨基酸代谢为基础的，氨基酸主要用于建造、修补和重新合成细胞成分以实现自我更新；也用于合成酶、激素等生物活性物质，可作为机体的能源物质。

（1）蛋白质的代谢过程。蛋白质进行代谢时，首先在消化液的作用下分解成氨基酸，被小肠吸收；其次，经过毛细血管进入血液，在各种不同的组织中重新合成蛋白质；最后，再经过人体的脱氨作用等代谢过程，最终生成氨、二氧化碳和水。氨基酸在分解代谢过程中释放能量。

与糖代谢、脂肪代谢不同的是，在蛋白质代谢过程中，多余的蛋白质不能进行贮存。当蛋白质过多时，会经过肝脏分解，由肾脏排出体外。因此，在日常生活中，人体每日摄入的蛋白质要保持一定量，不宜过多，也不能过少，保持摄取量与每天消耗的量大致相等，以维持蛋白质平衡。

参与适宜的体育活动对蛋白质分解和合成代谢具有较好的促进作用。通过运动，部分蛋白质被消耗掉，许多组织细胞也被破坏，从而使蛋白质的修补和再生过程得到加强。因此，应特别注意运动后，要及时补充蛋白质以保证运动的效果和身体的肌肉质量。

（2）蛋白质补充对运动的影响。运动医学研究表明，亮氨酸、异亮氨酸和缬氨酸比例为 2∶1∶1 的混合物，是促进人体肌肉力量增长的最基本和最关键的物质，能够满足大强度负荷后机体对蛋白质的需求，因此，可以将这种混合物作为现代体育运动后的营养补剂。首先，亮氨酸除了作为构成肌蛋白的结构分子外，还能提升体内三大关键物质，促进合成激素的释放，抑制分解效应；其次，亮氨酸还能非激素式地促进肌纤维内主要蛋白的新陈代谢；最后，亮氨酸还可诱发生长激素和胰岛素的分泌，创造良好的激素环境，并能抑制人体由于进行体育运动所诱发的不利于肌细胞的破坏因素。因此，亮氨酸可以最大限度地减少蛋白质在体内的分解和破坏，从而大幅度增长运动者的肌肉力量。由于亮氨酸能够促进蛋白质的合成，所以运动后的恢复期是人体补充亮氨酸的最佳时间。

在体育运动中，肌肉力量与质量对于体育活动参与者来说是十分重要的，而谷氨酰胺对肌肉的力量和质量起着决定作用。因此，在运动过程中补充谷氨酰胺，可以提高运动的强度和质量。一般来说，在运动前或运动后，进行谷氨酰胺的补充，都可以得到良好的效果。

在人体内很多因素都会对蛋白质代谢产生影响，其中人体内的多种激素对蛋白质的影响较大，如甲状腺素和肾上腺素能促进蛋白质的分解，发生甲亢时，甲状腺素分泌增加，人体蛋白质分解增加，人体逐渐消瘦；当生长激素分泌增加时，会促进人体蛋白质的合成，从而让肌肉变得更加健壮。

（二）能量代谢

在参与体育活动过程中，人体所需的能量代谢来源主要有三个，即磷酸原系统、糖无氧酵解系统和有氧氧化系统，具体内容如下。

1. 磷酸原供能

磷酸原系统是指三磷酸腺苷（ATP）和磷酸肌酸（CP）组成的系统。其中，ATP 是运动的直接能量来源，也是人体所有细胞活动的直接能源，主要贮存在细胞中。ATP 的合成速度决定其主要作用的发挥，与肌肉中的贮存量没有直接关系。

在体育活动中，ATP 是将化学能转变为机械能的唯一直接能源。人们在进行体育活动时，ATP 的转换率会随着活动强度的增加而提高，且与活动强度成正比。训练强度越大，ATP 转换率越快，机体对骨骼肌磷酸原供能的依赖性越大。当肌肉收缩且活动强度很大时，随着 ATP 的迅速分解，CP 随之迅速分解释放能量。肌肉在安静状态下，高能磷化物以 CP 的形式积累，故肌细胞中 CP 的含量要比 ATP 多 3 ～ 5 倍。但是 ATP 在人体内的储存是有限的，人们进行体育活动时，随着活动时间的延长，必须有其他能源来供应 ATP 再合成，才能使活动持续下去。CP 在人体内具有快速可动用性，既不需氧，又不产生乳酸，因此，CP 供能对 ATP 再合成非常重要。由于 CP 和 ATP 的分子过大，不能被人体吸收，故不能直接作为营养补充。但是肌酸能够合成 CP 被人体直接吸收，进而为合成 ATP 所用，因此，在补充能量时可以适当补充肌酸。磷酸原供能系统中，水解分子内高能磷酸基团是 ATP、CP 的主要供能方式，在运动开始时，磷酸原供能是机体首选的供能系统。

2. 糖无氧酵解供能

糖无氧酵解供能系统，又称为乳酸能系统，是指糖原或葡萄糖在细胞质内无氧分解生成乳酸，再合成 ATP 的能量系统。这种功能系统的特点是供能总量较磷酸原系统多，持续时间较短，功率输出次之，不需要氧，最终产物是导致疲劳的物质——乳酸。

一些体育活动强度较大，需要的能量较多，而人体内的磷酸原系统所能供给的能量远远不能满足机体所需，同时氧气的供应也满足不了机体的需要。这时，糖的无氧酵解供能系统就开始发挥作用。在人体缺氧的条件下，丙酮酸在乳酸脱氢酶的催化下接受磷酸丙糖脱下的氢，被还原为乳酸。在氧供应充足时，无氧酵解所产生的乳酸，一部分在线粒体中被氧化生能，一部分被合成为肝糖原等。乳酸是一种强酸，当在人体肌肉中积累过多时，机体内环境的酸碱平衡就会遭到破坏，使肌肉工作能力下降，造成肌肉暂时性疲劳。

科学研究表明，人体内糖的无氧酵解过程主要分为两步：第一步，糖从葡萄糖生成 2 个磷酸丙糖；第二步，磷酸丙糖转化为丙酮酸，生成 ATP。当人体内氧气供氧充足时，丙酮酸可进一步氧化分解生成二氧化碳和水。

当体育活动开始时，人体内的磷酸原系统开始供能，ATP 会在 ATP 酶的催化作用下迅速水解释放能量。随着运动强度的增大和持续时间变长，一旦机体中 ATP 的浓度下降，CP 就会立刻分解释放出能量，以促进 ATP 的合成。糖酵解过程在肌肉利用 CP 的同时被激活，肌糖原迅速分解，提供运动中所需要的能量。这是一个连续的过程，在运动中糖无氧酵解有着重要的作用。

3. 有氧代谢供能

有氧代谢供能是指糖、脂肪和蛋白质在细胞内彻底氧化生成水和二氧化碳的过程中，合成 ATP 的能量系统。这种供能方式的特点是 ATP 生成总量很大，但速率很低，持续时间很长，需要氧的参与，终产物是水和二氧化碳，不产生乳酸类的副产品。有氧代谢供能能够提供大量的能量，从而维持肌肉在较长时间内进行工作。因此，该供能方式是进行长时间耐力活动的物质基础。在体育运动中，一些有氧体育活动在消除无氧代谢过程中所产生的乳酸，延缓机体疲劳等方面具有更加快速、有效的作用。

在有氧体育活动过程中，机体的骨骼肌通过糖、脂肪、蛋白质三大能源物质的有氧代谢释放能量，合成 ATP，从而构成有氧代谢供能系统。在机体的有氧代谢供能系统中，由于体内糖原储量较多，肌糖原耗尽需要 1 ～ 2 小时的小强度运动。同时，体内的脂肪储量丰富，是安静或低中强度运动下的主要供能基质。人体的有氧代谢供能方式对糖有依赖性，其供能的比例与运动强度成反比，与运动的持续时间成正比。最后，蛋白质的供能与肌糖原的储备有关，肌糖原要在长于 30 分钟的大强度运动中才会参与，当糖原储备充足时，蛋白质的供能仅占总热能的 5% 左右，肌糖原耗竭时，蛋白质的供能达到总热能的 10% ~ 15%。机体的很多因素都对有氧代谢系统供能的效果产生影响，如氧气进入人体内所经过的每一个系统都会影响有氧代谢系统的功能。具体来说，主要有以下几个方面。

（1）呼吸系统对有氧代谢供能的影响。在有氧体育活动过程中，机体通过加大呼吸频率或者呼吸深度，使得肺通气量增大，从而使机体获得更多的氧气摄入量。由于解剖无效腔的存在，在活动过程中，应加大呼吸深度消除解剖无效腔的影响，提高氧进入体内的量。

（2）血液系统对有氧代谢供能的影响。血液中的血红蛋白能够与氧结合，执行氧的运输任务，因此，血红蛋白的数量会对有氧耐力产生很大的影响。血红蛋白含量的降低，会对运动者的有氧代谢能力造成不利影响。

（3）循环系统对有氧代谢供能的影响。心脏的泵血功能对体育活动的影响较大，有研究表明，在活动开始时，通过增加心输出量，可以提高机体的有氧氧化能力。

三、瑜伽的生理学原理

生物机体有着"刺激—反应—适应"的基本特征，因此，所有生物机体的发展都必须要遵循这一过程，并在不断往复中获得提升，促使机体体能持续发展。在人体运动过程中，机体内外环境如果发生变化，细胞组织或机体内部的新陈代谢与其外部的表现形式都会随之改变，这是人类机体对刺激发生反应的最具体的表现。一个人长期生活在一种特定的环境当中时，便会逐渐形成一种能够适应该环境的反应模式，具体表现为机体能够在长期面对施加于自身的各种刺激的情况下通过改变自身的形态、结构与功能来适应环境。

（一）机体的运动负荷本质

根据运动生理学的研究可知，运动负荷就是对有机体施加的刺激，而刺激的基本手段就是锻炼身体。人类机体对这种刺激的反应主要会影响到心理和生理方面。

瑜伽健身学中的运动负荷指的是练习者从事瑜伽健身时所承受的生

理负荷，也就是其生理对于瑜伽运动刺激的承受。由于受到运动负荷刺激的影响，在运动中涉及的各个器官的机能状态将会受到不同程度的影响。通常情况下练习者的运动负荷表现分为外部表现和内部表现两种，其中运动负荷的外部表现为练习的量和强度，而内部表现则是心率、血压、血乳酸等生理机能指标在运动过程中的变化。瑜伽运动中的刺激强度和运动负荷的大小是成正比的，也就是说随着运动负荷的增强将会导致运动刺激的强度也随之增大，随即引起更为强烈的机体反应，各项生理指标也随之变化得更加强烈。

练习者进行瑜伽运动时，人体承受运动负荷刺激会导致体内的各器官产生反应，如耐受、疲劳、恢复、超量恢复和消退等机能指标的变化。人的身体机能在瑜伽运动过程中的变化需要经历以下五个阶段。

1. 耐受阶段

在瑜伽运动过程中，人的身体机能对运动负荷刺激是具有一定耐受能力的。这种耐受能力的强弱及保持时间的长短会受到许多因素的影响，这些影响因素中，最能起到决定性作用的是运动负荷强度和运动个体的训练水平。人体在运动的耐受阶段能够表现出比较稳定的能力，可以非常好地完成运动任务。基于这一阶段的主要特点和表现，应在此阶段安排瑜伽健身中的主要任务，从而使健身任务的完成更加顺利。不同的个体，对运动负荷的耐受程度的差异非常大，并且许多因素都能够对其造成影响，其中较为主要的因素是运动负荷的量和强度、运动后机体机能的恢复程度以及练习者的身体机能状态，等等。

2. 疲劳阶段

机体在承受了一定程度的运动负荷刺激后，其身体机能以及工作效率都会出现下降的情况，这就是疲劳现象。在瑜伽健身过程中，机体的疲劳程度以及耐受负荷的时间完全取决于练习的目的和任务安排。在瑜伽健身过程中，只有达到一定程度的疲劳后，其运动能力才能有所提高，并在恢复期获得预期的恢复效果。

3. 恢复阶段

在瑜伽练习结束后，机体开始补充和恢复运动过程中消耗的各类能源物质，并对运动中受到的损伤和紊乱的内环境进行恢复，使机体各器官的机能能够恢复至运动前的相应水平，从而完成机体结构与机能的重建。影响机体恢复时间最重要的因素就是机体的疲劳程度，机体的疲劳程度越强，消除疲劳的时间就越长；反之，机体疲劳的程度越弱，消除疲劳的时间就越短。

4. 超量恢复阶段

超量恢复是指机体在运动过程中所消耗的能源物质以及下降的身体机能，在瑜伽运动结束后，不仅能恢复到运动前的水平，而且还会在这一水平的基础上有所增加。在机体可承受的范围内，运动负荷量和负荷强度越大，那么在运动过程中造成疲劳的程度也就越强，超量恢复就会越明显。

5. 消退阶段

瑜伽练习所带来的机体机能的提高并非长时间固定不变的，更不会永久保持下去。如果不及时在已获得的超量恢复的基础上延续新的刺激，那么已经产生的运动效果在经过一段时间的保持之后又会逐渐消退，机体的机能也将会下降至原有的机体水平，甚至更加衰退，这就是人体对运动负荷刺激适应的消退，是所有健身者都会面临的问题，也是影响个体运动水平高低的重要原因之一。因此要想使运动效果长久持续下去，就必须在上一次运动后超量恢复的基础上，在合适的时间内安排下一次练习，只有这样才能较好地保持住原有的机能水平，并在此基础上逐渐通过超量恢复来提高练习者的运动水平和身体健康水平。

（二）机体的运动负荷适应

人体在对刺激产生反应能力的基础上，具备了更重要的适应能力，因此，人体对运动负荷刺激的适应同样具备这个特征。长时间进行系统的瑜伽练习能使人体各器官系统在形态、结构、生理机能等方面产生相应的适应性变化。这些现象正说明了在瑜伽运动中，负荷适应性的重要性。

（三）机体的运动负荷阈

机体的运动负荷阈是指练习者在瑜伽练习中适宜生理负荷的低限至高限的范围。练习者进行瑜伽运动的过程中，运动的强度、持续的时间、练习的密度和数量是构成运动负荷阈的四个基本因素。这些因素之间既相互联系又相互影响，在其他因素基本不变的情况下，某一因素的变动将会影响这一次体育运动对机体的生理负荷量。

在进行瑜伽运动的过程中，练习者的机体承受的生理负荷是运动对机体的有效刺激，是引起各器官功能产生适应性变化的原发因素。但刺激引起机体出现反应与适应的程度取决于刺激强度的大小。当运动负荷过小时，其对机体的刺激强度很小，将很难引起机体的适应性的变化，那么这次瑜伽对身体素质的影响就会很小，甚至不会产生任何作用，而当机体的运动负荷大到超过了人体所能承受的范围，或者机体疲劳没有得到充分恢复时，也将会影响身体适应能力的提高，从而对练习者的身心健康、身体素质以及运动能力都产生消极影响，甚至还有可能出现过度训练或过度疲劳引发的病理性改变。出现这种情况是因为机体对不适宜的刺激也能够发生适应性改变，但其适应的结果往往与预期不同。因此，只有在机体允许范围内的适当刺激，才能加快机体的适应过程，并且使机体的形态、结构与生理机能产生体育运动所预期的适应性改变，这种改变为良性适应。综上所述，练习者进行瑜伽运动的强度并非越大越好，适宜是一个最关键的因素。

在瑜伽练习中机体所能承受的生理负荷量的大小可用某些生理或生化指标来衡量，心率、血乳酸、最大摄氧量等指标的变化能够充分反映负荷量是否适宜。在这些指标当中，最重要的是心率，心率在瑜伽运动中的作用和意义非常重要。心率是监测运动强度最方便和有效的生理指标，在练习者进行瑜伽运动的过程中，可用"心搏峰"和"最佳心率范围"等使运动负荷控制在适宜的生理负荷范围，从而使机体能够产生最佳的反应与适应性改变，获得预期的训练效果。

四、瑜伽运动技能在瑜伽练习中的应用

瑜伽运动技能的形成有着其自身的阶段性变化规律以及生理规律。通常可划分为相互联系的三个阶段：泛化阶段、分化阶段和巩固阶段。每一阶段的持续时间因动作的复杂程度不同而有所不同。瑜伽运动的练习要遵循运动技能的学习规律。

（一）泛化阶段

刚开始训练时，练习者通过讲解以及自己积累的运动经验能够对瑜伽动作有一个感性的认识，但并未完全理解运动技能形成的规律。人受到外界刺激，信息传递到大脑皮质后会触发大脑细胞极度兴奋。如果大脑皮质内的抑制过程尚未确立，那么兴奋与抑制的扩散状态将导致条件反射短时间内不稳定，这一阶段即为泛化阶段。在泛化阶段时，动作非常容易出现僵硬、不协调的现象，如对肌肉收缩的控制不精确，练习过程中容易出现多余的动作等。因此，这一阶段应注重动作的掌握，重点分析存在的问题，对于细节则不应过分强调。教师要以正确的示范，搭配简练的讲解来帮助健身者进行动作的掌握。

（二）分化阶段

随着练习的持续进行，练习者逐渐了解了瑜伽运动技能形成的内在规律，所以不协调的动作也会随之消失。这时大脑皮质的活动也随之从泛化过程进入到分化过程。在分化阶段，大部分错误动作都已经被纠正，整体的瑜伽动作也更加连贯、完整。但是动作仍然不是很稳定，当受到某些因素的干扰时，被纠正的动作很可能会再次出现错误。在分化阶段，对于错误动作的纠正是非常重要的，这样更有助于瑜伽动作细节的掌握。

（三）巩固阶段

瑜伽练习的持续深入使得练习者的条件反射系统已经得到巩固，动作更加精确，并开始动力定型。这一阶段瑜伽动作开始变得精确、优美，即使受到外界干扰，也不会轻易影响瑜伽的练习。

第二节　解剖学基础及其在瑜伽中的应用

一、解剖学基础

以解剖学姿势为标准，人体可形成三维结构的三个相互垂直的轴，如图 1-1 所示。

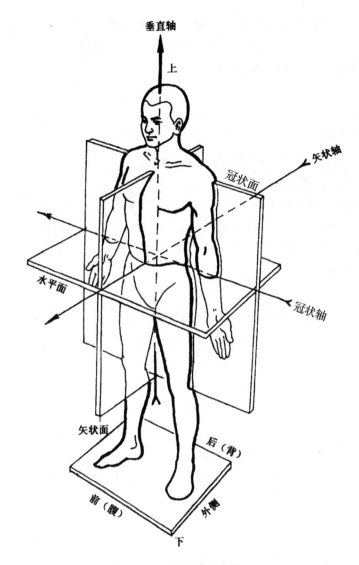

图 1-1　轴和面的示意图

矢状轴：矢状轴就是前后方向的水平线。

冠状轴：冠状轴就是左右方向的水平线。

垂直轴：垂直轴就是上下方向与水平线互相垂直的线。

（一）关节运动

关节运动是指绕某一关节运动轴产生的各种运动。

人体的运动复杂多变，从解剖学角度来看，人体的每一个动作都可以归为在三个基本面上绕三个基本轴的运动。关节的运动包括屈伸，外展、内收，旋转和环转四种基本形式。

1. 屈伸

屈伸是在矢状面内绕冠状轴进行运动的运动形式。通常，向前运动叫作屈，向后运动则叫作伸，特殊的是膝关节和足关节的屈伸运动方向相反，骨盆的屈伸运动则称为前、后倾。

2. 外展、内收

外展、内收是一种在冠状面内绕矢状轴进行运动的运动形式。通常运动部位末端离身体正中面较远的运动被称为外展，靠近正中的面运动称为内收。但头和脊柱的外展、内收则称为向左、右侧屈；骨盆的外展、内收称为向左、右侧倾。

3. 旋转

旋转是指运动环节在水平面内绕垂直轴的运动，又被称为回旋。一般是运动环节向前、向内旋转为旋前、旋内，向后、向外旋转为旋后、旋外，头、脊柱和骨盆则称为向左、右旋转。

4. 环转

环转是指运动环节以近侧端的关节为支点，绕冠状轴、矢状轴以及它们之间的中间轴连续运动，运动环节的远侧端做圆周运动，整个运动环节的运动轨迹形成一个圆锥体。

除此之外，运动环节还可以在水平面内绕垂直轴完成水平屈、水平伸的运动。例如，上臂外展 90 度这一动作，就是以肩关节为支点，完成水平屈与水平伸的运动。

（二）柔韧性及其影响因素

柔韧性取决于关节活动范围大小。在瑜伽练习当中，柔韧性主要通过全身各个关节以及脊柱运动的幅度表现出来。

关节运动幅度是指运动环节绕某一关节运动轴，从动作开始至结束所能转动的最大活动范围，其大小通常用角度来表示。关节运动幅度是进行柔韧素质评定的重要指标，其数值可影响和决定动作的完成质量，尤其是人体需要完成大幅度动作时就更显得尤为重要。影响关节运动幅度的生理学因素如下。

第一，关节头与关节窝之间的面积差。面积差越大，关节运动幅度越大。

第二，关节囊的厚薄与松紧度。关节囊越是薄而松弛，关节运动幅度就会越大。

第三，韧带的长短与强弱。韧带越是短而弱，关节运动幅度就会越大。

第四，关节周围的骨结构。关节周围的骨突起越小，关节运动幅度越大。

第五，关节周围肌肉的体积与伸展性。关节周围肌肉的体积越小，伸展性越好，关节运动幅度越大。

第六，原动肌的力量与对抗肌的协调放松能力。原动肌的力量越大，对抗肌的协调放松能力越强，关节运动幅度越大。

二、解剖学在瑜伽中的应用

（一）柔韧性在瑜伽中的应用

1. 脊柱和肩关节的柔韧性在瑜伽中的应用

脊柱运动是通过肌肉的支配、椎间关节的运动和椎间盘的变形来实现的。在直立状态下，椎间盘会受到很大的挤压。人体脊柱从侧面看，有颈前曲、胸后曲、腰前曲和骶后曲这四个生理正常弯曲。前三个弯曲使人直立时脊柱有更大的纵向弹性，从而能更有效地缓冲骶骨以上身体的压力。

2. 髋关节柔韧性在瑜伽中的应用

髋关节由髋骨的髋臼和股骨头组成，是一个球窝关节。髋关节可绕三个运动轴做屈伸、展收、回旋、水平屈伸和环转运动等动作。由于髋关节的关节窝较深并有很多韧带加固，所以髋关节很坚固但灵活性较小。瑜伽运动的多数动作都是在髋关节外旋状态下完成的，如双足的外旋。膝关节在伸直状态下非常稳定，其原因就是周围韧带和肌肉的牵拉，上下关节面紧密咬合。因此在瑜伽练习当中，应通过增强髋关节的柔韧性使双足外旋，在膝关节处外旋双足则会导致膝关节的损伤。

（二）人体重心在瑜伽中的变化

在瑜伽运动中，由于身体姿态的时常变化，重心位置也会随之变化。

人体垂直站立，当身体重心沿人体垂直轴上下移动时，重心也会升高和降低。在进行瑜伽练习时，髋部作为运动环节在水平面上运动时，髋部距离身体纵轴越远，身体重心就会越低，从而髋部运动幅度越大，动作的稳定性就越好。

人体垂直站立时，身体重心在冠状面上的移动可称为重心的前后、左右移动。为了练习中方便理解和应用，这个冠状面常常设定为地面，重心的移动就看成是身体重心在地面上的投影点的移动。身体静止且单脚支撑的情况下重心一定在支撑脚上，运动中制动时，身体重量几乎完全由前脚支撑，此时重心位于双脚之间，或稍稍靠后的位置。

第三节　营养学基础

人体运动过后需要补充营养和能量，而饮食是人类能量和营养补充的一种途径。人体需要的营养有很多种，瑜伽食物中也包含着诸多的营养成分，对人体所需的营养成分进行研究，有助于帮助瑜伽练习者选择合理的食物，并养成良好的饮食习惯。

瑜伽食物中包含着人体需要的多种营养素，主要包括碳水化合物、脂肪、蛋白质、维生素、矿物质和水等。这些营养素能为人体提供维持生命和从事劳动所需的热量，还能提供细胞生长发育和修复所需的营养成分，从而维持机体的正常生理功能和身心健康。

一、碳水化合物

碳水化合物由碳、氢、氧3种元素组成，根据聚合程度不同，可分为单糖、寡糖（低聚糖）、多糖，常见的糖类有葡萄糖、麦芽糖、乳糖、蔗糖、淀粉和纤维素等。糖类是人体内主要的能量来源之一，它可以节省体内蛋白质的消耗，并对肝脏起到较好的保护作用，还可以促进消化。在糖类中，纤维素与其他几种糖类有着较大的区别，它不能够被肠胃消化吸收，所以不具有营养价值，但纤维素有较大的生理价值，主要表现为能够刺激肠道蠕动、排空，避免因食物长时间在肠道中停留而腐败产生毒素，降低结肠癌、结肠炎的发病率，降低血清胆固醇，防止形成胆结石和动脉粥样硬化。糖类一般来源于植物性食物中的谷类、根茎类、各种食糖、蔬菜和水果，主要是从面粉、大米和马铃薯等食物中获得。

（一）碳水化合物的作用

碳水化合物提供了人体每日摄取的总热量的 50%～55%，主要来自米饭、面条、馒头等主食。碳水化合物是机体的主要热量来源。它可以避免蛋白质的分解，供给脂肪新陈代谢和中枢神经系统所需的热量。如果碳水化合物摄入不足，就会导致水分的流失和新陈代谢的减慢。据营养学家推荐，人体每日摄入碳水化合物的量为每千克体重 8～10 克。

主食提供的碳水化合物对减肥和形体的保持起着重要作用。碳水化合物能够促进脂肪的新陈代谢。饿肚子减肥是人们常用的一种减肥方法，减肥者身上脂肪较多，如果采用饿肚子的减肥方法，少了碳水化合物提供的能量，脂肪代谢就无法进行，脂肪就不能被消耗，因此这种方法不能达到减少脂肪的效果。当然，饿肚子也会变瘦，主要是因为水分和蛋白质的流失，脂肪不代谢，蛋白质的分解就在所难免。但减肥主要是减脂肪，由此可见碳水化合物的重要作用。

中枢神经系统是人体的重要系统，它的正常运行是人体正常活动的关键。中枢神经系统正常运行需要能量的支持，而能量的提供主要依靠碳水化合物。如果碳水化合物摄取不足，无法满足身体所需，人就会变得反应迟钝。人体不摄入能量，身体便要减少能量的消耗以延续生命，从而使新陈代谢减慢。由于人体摄取能量时间的不确定性，身体就会发挥自我保护作用，将摄入的能量大量储藏起来，以保证机体活下去。这也是节食减肥易反弹的原因。

另外，人体不进食，未摄取碳水化合物，人便会没有精神，没体力，也就无法保证挺拔的身姿。因此，要想获得减肥的效果，必须摄取适量的碳水化合物。

（二）碳水化合物的代谢

碳水化合物中的糖可分为单糖、寡糖、多糖。常见的单糖有葡萄糖和果糖等，单糖可以直接被人体吸收和利用，不需要消耗能量；具有营养意义的寡糖是双糖，常见的双糖有麦芽糖、白糖、乳糖等，糖果和果汁中的糖通常都是双糖，双糖在摄入人体后需要转化成单糖才能被人体吸收利用；多糖是指由 10 个以上的单糖组合而成的糖，常见的多糖有淀粉、纤维素等，多糖需要在体内经过分解才能被人体消化吸收，因此需要消耗较多的能量。此外，由于单糖、双糖、多糖在体内吸收速度不同，通常用血糖指数来表示糖分的吸收速度，吸收快的叫作高血糖指数食品，而吸收慢的叫作低血糖指数食品。因此，减肥中为了减慢糖分的吸收，应吃高纤维、低热量的粗粮食品。

（三）胰岛素

碳水化合物在人体内需要转化成葡萄糖才能被机体吸收和利用，而胰岛素所发挥的作用就是将葡萄糖运输进细胞、供给人体活动所需要的热能。除了将葡萄糖运送到细胞内，胰岛素还具有降低血糖的作用，能够促进血糖储存成肌糖和脂肪，减少脂肪细胞释放脂肪酸。此外，对低血糖或糖尿病患者，胰岛素有着非常重要的影响。低血糖患者应经常做一些强化胰腺的动作，并加强饮食中铬元素的摄入，如在饮食中多食用一些肝脏、红糖及豆类；胰岛素可以降低糖尿病病人的血糖指数，改善病人的生活质量。

（四）纤维

这里所说的纤维，主要是指膳食纤维，是指不易被小肠消化吸收而在大肠内全部发酵的可食用的植物性成分。纤维可分为水溶性纤维、非水溶性纤维和果胶类纤维，它对人体有着非常多的作用，如可以使大肠维持良好的蠕动，改善便秘；其发酵物可以改善肠胃功能，增加肠内益生菌；还可以增加饱腹感，有利于减肥。另外，纤维素还可以预防疾病的发生，如预防大肠癌的发生和降低心血管疾病的发病率。因此，在饮食中要注意摄入适量的膳食纤维，营养专家推荐膳食纤维的摄入量为每日 25 ～ 30 克。

二、脂肪

脂肪是人体必需的营养素之一，对人体有着诸多重要的作用，主要表现在以下几个方面。

（一）脂肪是人体细胞的重要组成成分

脂肪类营养素是细胞膜不可缺少的组成成分之一，同时也是脑、外周神经组织、肝等组织细胞所需要的。细胞的新陈代谢以及新老细胞的更替都需要脂肪的参与。

（二）脂肪是人体主要的能量来源

脂肪具有非常高的热量，每克脂肪经过氧化可以产生 9000 卡热量，比同量的糖和蛋白质所产热量的两倍还多。因此，脂肪有人体"能源库"之称。

（三）脂肪具有非常重要的生理功能

脂肪能够调节人体新陈代谢和生长发育。另外，脂肪还可以促进脂溶性维生素 A、维生素 D、维生素 E、维生素 K 的吸收。

（四）脂肪具有保持体温和保护内脏器官的作用

大部分的脂肪主要分布在皮下、肠系膜、大网膜和肾脏的周围，它能够阻止体能散发大量的热量，还可以固定脏器的位置，并减少摩擦，起到缓冲的作用。

脂肪又可分为饱和脂肪酸和不饱和脂肪酸。如果人体内饱和脂肪酸摄入过多会导致各种心血管疾病的发生，而不饱和脂肪酸可以增强细胞的结构，运送胆固醇，促进胆固醇代谢，延缓血液凝固。因此，要注意对饱和脂肪酸和不饱和脂肪酸的摄取，少食用富含饱和脂肪酸的肉类。人体每日所需热量的 20% ～ 30% 来自脂肪，花生、玉米、大豆、芝麻、橄榄、豆腐等素食中均含有丰富的不饱和脂肪酸。

三、蛋白质

蛋白质在人体中占 18%。瑜伽饮食中，每日摄取的总热量 20% 来自蛋白质，每千克体重每天大约进食一克蛋白质就够了。过多摄入的蛋白质不能进行储存，会再经肝脏代谢进而转化成尿素，长期大量地进食蛋白质，容易造成人体的钙质流失并给肝脏造成不必要的负担。

蛋白质是构成人体细胞的物质基础，是人体的"建筑材料"。它的功能主要是合成和修补细胞，保持水分的平衡和酸碱度。人体不断地生长，细胞数量不断增多，细胞也在进行着新陈代谢，新旧细胞持续更替需要蛋白质的及时供应和补充。肝脏是人体内蛋白质代谢比较旺盛的组织。头发、皮肤的生长也与蛋白质有关。生命只要存在，细胞就在不断代谢，蛋白质就需要持续供应。如果供应不足，人体发育便会受到影响，健身便无从谈起。此外，蛋白质还是一种能量来源，往往在碳水化合物和脂肪不足时分解，与碳水化合物和脂肪相比，蛋白质供能极不经济。

蛋白质有完整蛋白质和非完整蛋白质之分。完整蛋白质包含人体不能自行制造的所有重要氨基酸，要通过食物或补剂供给，对身体内蛋白质的合成有重要影响，肉类等动物性食品多含完整蛋白。非完整蛋白质不包含所有重要氨基酸，进食足够的蛋白质，身体可以制造非重要氨基酸。蛋白质制造及新陈代谢的维持需要同时拥有足够的重要氨基酸和非重要氨基酸。

瑜伽所提倡的饮食中，奶制品、豆类及谷物的组合摄入可以保证完整蛋白的供给。

四、维生素

维生素是人体必需的一类有机化合物，它具有调节和维持机体的正常代谢，促进生长发育的作用。人体内所进行的各种生化反应都是在酶的催化作用下进行的，而许多维生素是酶的辅酶或者是辅酶的组成部分。维生素通常存在于天然的食物之中，不能在人体内合成或合成的数量非常少。因此，身体所需要的维生素必须从食物中摄取。

维生素有非常多的种类，根据其溶解性的不同，可将维生素分为脂溶性维生素和水溶性维生素两大类。脂溶性维生素包括维生素 A、维生素 D、维生素 E、维生素 K；水溶性维生素包括维生素 B 族和维生素 C。

（一）脂溶性维生素

1. 维生素 A

维生素 A 可以维持正常的视觉尤其是人的暗适应能力，预防夜盲症、眼干燥症；维持上皮细胞组织健康，促进机体生长发育，增加身体的抵抗力；促进人的骨骼发育。维生素 A 只存在于动物性食物中，如动物的肝脏、鱼肝油、鱼卵、奶油、禽蛋等。

2. 维生素 D

维生素 D 可以促进人体对钙和磷的吸收和利用，促进骨骼生长。维生素 D 存在于肝脏、鱼肝油、禽蛋中。

3. 维生素 E

维生素 E 可以维持正常的生殖能力和肌肉正常的代谢；促进肌肉生长，提高肌肉耐力和力量；增强循环、呼吸和生殖系统的功能。维生素 E 主要存在于蔬菜和水果中。

4. 维生素 K

维生素 K 的主要功能为止血，还可以促进肝脏制造凝血酶原。

（二）水溶性维生素

1. 维生素 B_1

维生素 B_1 参与碳水化合物代谢，影响代谢过程；保持消化、循环、神经系统和肌肉的正常功能；可以预防脚气。维生素 B_1 存在于动物的心脏、肝、肾、脑、瘦猪肉、蛋类中，植物中的谷类、豆类、干果及坚果中也有维生素 B_1。

2. 维生素 B_2

维生素 B_2 又称为核黄素，是体内许多辅酶的组成部分，是酶的重要组成部分，是能量必需的物质。维生素 B_2 可以促进细胞的氧化、机体的生长发育、保持皮肤和眼睛的健康。维生素 B_2 存在于各种动物性食物中，特别是动物的内脏、蛋和奶，其次是豆类和新鲜绿叶菜。

3. 维生素 B_5

维生素 B_5 又称泛酸，具有抗感染、减轻某些抗生素的毒性、消除术后腹胀的作用。

4. 维生素 B_6

维生素 B_6 在蛋白代谢中起着重要的作用。同时还有预防神经衰弱、眩晕、动脉粥样硬化的作用。

5. 维生素 B_{12}

维生素 B_{12} 具有抗脂肪肝的作用，可以促进细胞成熟和机体代谢，促进肝脏对维生素 A 的贮藏，防治恶性贫血。

6. 维生素 C

维生素 C 可以促进红细胞成熟，促进人体生长；增强抵抗力，连接结缔组织，维持骨骼和牙齿的健康；增强对疾病的抵抗力，促进伤口愈合，增强血管的韧性，预防与治疗坏血症。维生素 C 主要来源于新鲜蔬菜和水果。

7. 维生素 PP

维生素 PP 又称烟酸，是细胞生理氧化功能中不可缺少的物质，可以防治癫皮病。

人体可以通过食用含有大量维生素的新鲜蔬菜水果和粗加工谷物补充维生素，但维生素的补充一定要注意适量，过量的摄入会引发中毒。

五、矿物质

矿物质又称无机盐，原指地壳中天然存在的化合物或天然元素，人体内有 50 多种矿物质。矿物质是人体的重要组成部分，有些矿物质是身体保持适当生理功能所必需的，它能够维持生理系统，强化骨骼结构和肌肉，有助于辅助酶、激素、维生素和其他元素发挥作用，需要不断地从食物中摄取。矿物质有常量元素和微量元素之分，人体中含量大于 0.01% 的各种元素称为常量元素，主要有钙、磷、钾、硫、氯等；其他元素如铁、铜、碘、锌、锰和硒，在人体中含量低于 0.01% 元素，被称为微量元素。下面分析几种常见的矿物质。

（一）钙

钙是人体牙齿和骨骼的重要构成成分，在人体内含量相对较多，约1300 克，占体重的 1.5% ～ 2%。钙主要集中在骨骼和牙齿中，约占 99%。食物中钙的主要来源有蛋黄、乳类、小虾皮、海带、芝麻酱等。

（二）铁

铁在成人体内的含量为 3 ～ 4 克，它是人体重要的必需微量元素之一，是构成细胞的原料，并参与肌红蛋白、血红蛋白、细胞色素及某些酶的合成。食物中铁的主要来源有动物的肝脏、瘦肉、蛋类、鱼类和某些蔬菜等。

（三）碘

碘在人体内的主要作用是参与甲状腺素的合成，促进能量代谢。食物中碘的主要来源是海中的动植物，如海带和鱼类等。

（四）锌

锌在人体内的作用主要是参与机体内酶的合成，是酶保持活性所必需的元素，主要存在于人体的头发、皮肤和骨骼中。食物中锌的主要来源有猪肉、牛肉、羊肉和鱼类等。

六、水

水是维持人体正常生命活动的重要物质，约占人体体重的 70%。水分的流失会对人体产生非常大的影响。当失水量占体重的 1% 时，运动能力就会下降，而当人体失水量达到 10% 时，生命就会受到严重的威胁。

水在人体内发挥着非常重要的作用。由于水的比热容较大，所以它具有较好的调节和维持体温的作用；水分能够为人体的新陈代谢提供较好的环境，从而促进呼吸、消化、吸收和排泄；水还可以改善肝脏的功能，有利于肝脏内的脂肪转化成能量；水还具有润滑的作用，如眼泪、唾液、关节滑液和浆液等都具有润滑的作用。因此，在练习瑜伽的过程

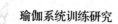

中要注意及时补充水。

　　正常成人每日需要摄入不少于 2500 毫升的水。大多数食物都含有水分，一般食物只能提供大约 900 毫升的水。因此，除了通过食物补充水分外，每日还应饮水 1300 ～ 1500 毫升。饮水时间一般在瑜伽练习开始前的 30 分钟为宜。

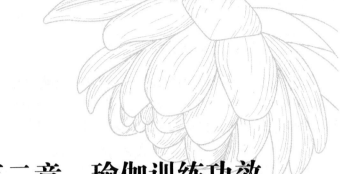

第二章　瑜伽训练功效

目前几乎世界各地都流行瑜伽运动，它并不只是一套时髦的健身运动，还是一种有着历史、文化渊源的古老哲学修炼理论：瑜伽将哲学、人体、自然、宇宙观和艺术都融为一体。瑜伽建立在古印度哲学的基础之上，数千年来，瑜伽随着印度的发展不断地深化和演变，是印度文化的重要组成部分。古代的瑜伽修炼者发展了瑜伽体系，他们深信通过修炼瑜伽，可以调节、控制心灵和感知，达到身体和心灵的和谐统一、个人灵魂和自然的完美结合。

第一节　瑜伽的生理功效

一、对中枢神经系统的功效

瑜伽对神经系统机能的改善起着重要的作用，练习者通过意念活动，可排除杂念，净化思绪，使注意力高度集中，从而引起肌体某区域兴奋，其他区域进入保护性抑制状态，使人脑皮层得到休息，平衡人脑皮层的兴奋和抑制机能，减少交感神经紧张性活动，安定心神。经观察，瑜伽运动过程中，中枢神经系统的意念活动可使人脑呈现出节奏性活动，练习瑜伽可使脑波向良好方向发展，有利于锻炼中枢神经系统，起到防老抗衰的作用。

二、对心血管系统的功效

心血管系统的急性或慢性疾病是造成人类死亡的主要凶手之一。现代社会生活的饮食习惯和作息习惯会导致大量脂类物质沉积在动脉壁，从而导致动脉硬化；快速的生活节奏、高强度的精神压力和容易被忽视的不正确的身体姿态会诱发高血压。而上述这两种疾病恰恰就是卒中、冠心病、深静脉血栓、心肌梗死等恶性疾病的导火索。

对于这类疾病，在医疗范围应当被视为急诊，不过在恢复阶段或平稳阶段，可以谨慎地把瑜伽练习与医疗方法相结合，以达到稳定病情—调整机体—获得健康的目标。

瑜伽中的放松休息术是一种非常适用于心血管系统疾病患者进行的练习。它能够让人深度放松，能使人心跳平稳，消除焦虑和压力的刺激。

与高血压相对，低血压也是我们身边很常见的心血管系统疾病。对于经常站立或下肢缺乏锻炼的人群来说，静脉曲张也是纠缠在身边的困扰。大略来说，一些瑜伽体式的练习对于这些疾病有理想的改善作用。例如，拜日式有大量的头部、心脏、腿部方位的变化，能够促进血液循环，激活身体，从而保持理想的动脉血压；倒立体式——无论是头倒立还是肩倒立，都是将身体内的循环动力完全逆转，使下肢、腹胸腔的血液流向心脏和大脑。

三、对运动系统的功效

瑜伽运动对健身防病有很好的辅助作用。瑜伽运动多采用胸式呼吸和腹式呼吸等呼吸方法，这种呼吸方法有助于增强呼吸系统的功能。

例如，采用腹式呼吸"气沉丹田"，肌肉可以进行有节奏的收缩，使胸压和腹压不断改变，通过增压和减压的过程对内脏进行按摩，毛细血管得到反射性的扩张，达到改善健康状况的目的。腹式呼吸练习可以有效地使呼吸深度增强，提升肺部组织的弹性，从而增强肺活量和胸廓活动度。这样既增加了肺泡通气量，气体交换良好，也可以在呼吸频率降低的情况下，依然可以达到呼吸的生理需求，满足机体运动需要。

四、对消化系统的功效

瑜伽练习对腰部的要求是很高的，与腰部相关的体式也很多。练习这些体式会使腹腔内的血液循环更加活跃，进而使胃肠蠕动加快，消化液的分泌也会增多。瑜伽练习还能够增加唾液的分泌，增加唾液淀粉酶的活性，增强食欲，唾液中的分泌型免疫球蛋白 A 也会有明显的增加。

五、对肌肉的功效

瑜伽的动作十分缓慢，是一种很优雅舒缓的运动，没有明显的跳跃动作和爆发力，是一种很典型的有氧运动，很适合正常人的身体机能。长期练习瑜伽能发展肌肉体积和增强骨骼的支撑力，进而增加耐力和下肢肌肉的力量。在瑜伽练习过程中关节和肌肉在各个角度下完成一系列近于静力性的等张练习，而且瑜伽的动作又是以较慢的速度进行，因此人体能负担各种不同的姿势，保持平衡和稳定。从运动成果来看，短时间内练习瑜伽者在自身运动前后，各项体能指标均出现显著差异；而长期练习者则加强了下肢骨骼的支撑力和肌肉体积，进一步增加了下肢的肌肉力量和耐力。

第二节　瑜伽的心理功效

心理疾病可以引发抑郁、狂躁、低落、愤怒、恐惧、幻觉等很多心理反应，使人完全或者部分失去控制大脑的能力，这不仅表现在思想和精神上，在行为上也会变得异于常人。不同环境下生活的人们，每天都有各自需要面对的心理问题，这种情况与现代人愈加紧张的工作和学习环境有着直接的关系。压力随着年龄增长日益加大，如果情绪始终处于紧张和压抑的状态，就有可能导致心理的亚健康。改善人们心理状况的方法主要以药物和心理疏导为主，瑜伽也是其中的一种。

一、瑜伽与心理的关系

能够对人的精神产生影响的因素主要有三个方面，分别为自然界、社会和自我。在瑜伽中，这三个方面分别被称为"梵我""物质真实""心灵真实"。其中自然因素包括自然灾害、自然现象和动物的惊吓；社会因素包括社会规范、经济、政治、信仰、习惯、风俗、种族、观念等问题；自我因素主要指个人内心的情绪，如憎恶、爱恨、嫉妒、愤怒、猜疑等。以上问题在现实生活中是普遍存在的，尤其是前两个方面，因为是客观存在的，所以很难在短时间内改变。最直接和有效的方法就是改变自我，也就是在各种外在因素存在的情况下，人能够保持情绪和情感不受负面信息的影响，可以在很大程度上避免和降低心理和精神疾病的发生，也对改善和治疗病症有很大作用。

人类始终在为解决心理和精神问题不断进行着各种实验研究，而且取得了比较明显的成效，其理论、途径和方法也朝着更加科学的方向发展。瑜伽发展至今已有几千年的历史，古印度瑜伽修持者在改善和治疗心理问题所使用的方法是最原始的。随着时代的发展和科学的进步，瑜伽吸纳了现代的心理学、生理学、生物力学和社会科学等方面的知识，对于修改并完善瑜伽理论和练习方法是有很大帮助的。

二、瑜伽对心理的作用

瑜伽会对心理产生积极的影响是毋庸置疑的，其主要作用是通过缓解压力，改善焦虑和抑郁的症状，让情绪更加平和，摆脱沮丧，获得愉悦感。此外，瑜伽还能够指导人处理生活中遇到的各类问题，帮助人们解除烦恼，让人获得排解压力的途径。

在瑜伽的诸多练习法中，冥想对心理产生的作用是最大的，体位法和呼吸法对心理也会起到一定的作用。焦虑症和抑郁症是所有心理疾病中患病率最高的两种，也是现代人患病率最高的心理疾病之一，有些人的症状不明显，有些人则比较严重，会直接影响到生活和工作。心理疾病不仅治疗过程相对复杂，而且治愈率较低。瑜伽被证明对焦虑症和抑郁症的治疗是有效的，相对于可能会带来副作用或产生依赖性的药物，瑜伽有着明显的优势。

瑜伽是平静温和的运动，可以让人的情绪平和下来，冥想更是会让人产生愉悦感。通过练习瑜伽，能够让人更接近于自然和自己的内心，缓解压力，使头脑清醒而活跃；还能缓解疲劳和提高睡眠质量，有效缓解焦虑和抑郁症状。

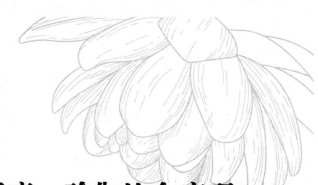

第三章　瑜伽饮食密码

健康的身体离不开持之以恒的运动，但俗话说"练功不调膳，等于瞎胡练"。因此，在练习瑜伽的时候也要遵循瑜伽饮食观，因为瑜伽饮食对拥有健康的身体，减少患病有非常重要的作用。

古人云："民可百年无货，不可一朝有饥，故食为至急也。"饮食的重要性不言而喻，但俗话说，病从口入，食物让我们维持生命，但同时不良的饮食习惯、饮食方式也会对身体健康产生影响。想要拥有健康的身体离不开膳食和运动，两者互相促进。瑜伽有自己的饮食规则、饮食方式、饮食习惯。瑜伽饮食观对拥有健康的身体，减少身体和心理疾病有很大的作用。

第一节　瑜伽的饮食主张与饮食观念

瑜伽的饮食主张和观念是建立在古印度韦达养生学的基础之上的，强调了身体和心灵之间的平衡，以实现身体的净化和精神的提升。瑜伽饮食观念主要包括生食、素食和断食三个方面。

一、生食

所谓进食就是指将其他生命体与自身生命体相融合起来。融合越顺利，则食物越能增强人的生命活力。瑜伽饮食观认为，这种融合方法必须是最自然、最均衡的。而生食显然迎合了瑜伽与食物关系的简约的融合方式。

（一）生食的好处

1. 保肝

（1）解毒效果。生食的食物中有大量的叶绿素，解毒效果突出，可以帮助肝脏排除垃圾。

（2）造血的效果。生食食物中的叶绿素成分，有突出的造血功能。

（3）肝细胞再生。生食未经加热，原汁原味摄取，自然营养丰富完备，有助于肝细胞再生。

（4）免疫正常化。生食使胸腺变得更坚实，使免疫的制造更活性化。

2. 健肠

大肠在排除垃圾的过程中，如果不能充分发挥自己的功能，那么滞留在肠内的垃圾就会腐烂，并制造出大量的有害物与毒素，从而引发肠炎等各种疾病。

（1）生食中维生素、无机盐、植物性营养素等的含量非常丰富，对增强免疫力、抑制细菌、病毒的繁殖有很大帮助。

（2）生食能为繁忙的现代人提供健康的早餐，不仅省时省力，而且方便快捷。

（3）生食中含有丰富的酵素，有利于消化，促进新陈代谢。

3. 抗癌

生食最大限度地保留了蔬菜中的维生素和微量元素。蔬菜中的胡萝卜素以及挥发油，都可激发机体抵抗力，提高免疫细胞的吞噬力。许多生食蔬菜中都含有干扰素诱发剂，它可刺激人体正常细胞使其产生干扰素，进而产生抗病毒蛋白，抗病毒蛋白既能抑制癌细胞的生长，又能有效地调节机体免疫力，激活巨噬细胞，从而起到防癌、抗癌的作用。

（二）科学生食建议

第一，萝卜、生菜、圆白菜等维生素 C 含量较高的蔬菜，可优先选用。

第二，不论生食、熟食，都要注意讲究卫生，尽快食用。蔬菜清洗、切碎后，维生素 C 分解速度加快，所以生食蔬菜要严格掌握新鲜度。

应当指出的是，对于脾胃虚弱、消化能力差、患有慢性肠胃病的人，生食蔬菜须谨慎并要量力而行。

（三）生食蔬菜品种

1. 果菜类

果菜类蔬菜有番茄、黄瓜、青椒、彩椒、苦瓜等。

2. 叶菜类

叶菜类蔬菜有生菜、苦苣、菊苣；绿叶菜如豆瓣菜、油麦菜、西芹、叶用芥菜；结球叶菜如白菜、甘蓝。

3. 茎菜类

茎菜类蔬菜有甜芦笋、莴笋、棒菜、苤兰、球茴香、大葱、洋葱等。

4. 花菜类

花菜类蔬菜有菜花、食用菊花、旱金莲花、琉璃苣花，有些花菜可以作为生食蔬菜的点缀蔬菜，不仅漂亮，还能食用。

5. 根菜类

根菜类蔬菜有樱桃萝卜、白萝卜、青萝卜、心里美萝卜、胡萝卜、根芹、美洲防风、牛蒡、婆罗门参等。

6. 软化类

软化类蔬菜一般是指营养体在黑暗的条件下生产出来的蔬菜（白菜、结球、甘蓝是天然的软化蔬菜），其产品一般是白色（软化红菊苣是红色），蔬菜经过软化后，纤维变少，品质更嫩，口感更好，更适合人们食用。大家熟悉的蒜黄、韭黄就是软化类蔬菜。软化类蔬菜，如软化菊苣、软化西芹、软化苦苣、软化蒲公英、白芦笋、软化海甘蓝、软化大黄、软化苔菜、油菜心等尚需深入开发。因为软化类蔬菜是利用营养体在黑暗的条件下生长的，所以一般是比较安全的。

7. 苗菜类

苗菜类蔬菜一般指植株生长至 2 ~ 3 片叶片的小苗状态时开始收获的蔬菜，很多种类的蔬菜在小苗时都可以生食。比如北京蔬菜研究中心研制出的由近 20 种蔬菜组合而成的含有多种味道、多种颜色配合的混合嫩苗沙拉蔬菜，经过加工处理，可以直接拌沙拉酱或调料食用，非常爽口，也非常方便。

8.芽菜类

芽菜一般是指种子发芽后长出小芽或在子叶展开后即开始收获的蔬菜，营养基本来自种子，这也是跟苗类菜不同的地方。芽菜可以高密度生长，不要求光合作用，苗菜的密度虽然也很高，但比芽菜要稀得多，而且需要光合作用进行生长。芽类菜有绿豆芽、黄豆芽、葫芦巴芽、萝卜芽、香椿芽、苜蓿芽、荞麦芽、独行菜芽，等等。芽菜在生食蔬菜中也占有一席之地。

（四）不宜生食的蔬菜品种

（1）富含淀粉的蔬菜（如土豆、芋头等）。这类蔬菜必须熟吃，不然淀粉粒不破裂，人体无法消化。

（2）含有某些有害物质的蔬菜。例如，豆类蔬菜的籽粒中，含有一种叫作凝集素的物质，可使人体血液中红细胞凝集，食入后，会引起恶心、呕吐、腹泻，严重时可致死。烧熟煮透后，凝集素就会失去毒性，可以放心食用。

（3）塌地生长的绿叶菜。这类蔬菜在常规栽培条件下，往往要泼浇人畜粪尿和农药，造成污染，所以不建议生食。当然，这些蔬菜如果是在无土栽培条件下生长，就可以放心生吃。

二、素食

吃素食的人很少会有便秘、高血压、痔疮。瑜伽素食主要是由水果、蔬菜、豆、奶和坚果类组成的。瑜伽的有关理论认为，只要食物搭配合理，瑜伽练习者就可以获得生命力量和充足的营养物质。瑜伽饮食需要均衡但不能太过复杂，每餐4～5种食物就可以了。每天至少要吃一次蔬菜沙拉，每餐不要吃全饱。在享受美味的食物时，还要保持轻松愉快的心情，这样更有利于身体吸收营养，并提高机体免疫能力。

（一）瑜伽素食的选择

1.西蓝花

与其他含酶食物相比，西蓝花中的抗癌酶含量非常高。另外，西蓝花还含有预防骨质疏松的钙质、女性常常缺乏的铁元素，以及对孕妇有益的叶酸。因此，在医学专家看来，西蓝花是对人体非常有益的食物。瑜伽修行者认为，花椰菜、西蓝花、西洋生菜等绿色植物有很高的生命力。

2. 草莓

草莓可以巩固齿龈、清新口气、润泽喉部。草莓还具有减轻腹泻、抵制肝脏及尿道疾病、改善肤质的作用，其叶片和根部可以用来泡茶。

3. 大豆

大豆中含有非常高的植物雌激素，对女性的身体健康有着非常重要的作用。大豆中所含有的植物蛋白可以降低血清胆固醇的含量。

4. 酸奶

酸奶中的脂肪含量较低，并且富含钙质、磷、钾及维生素 B。酸奶有助于消化，还能防止肠道感染，提高机体的免疫能力。

5. 红薯

红薯含有丰富的膳食纤维、铁、钾和维生素 B，能防止衰老，同时也能预防肿瘤和动脉硬化。

6. 麦芽

麦芽能够降低结肠和直肠癌的发病率。

7. 木瓜

木瓜中含有的维生素 C 非常丰富，有助于改善消化功能，能够有效地预防肠道疾病。

8. 洋葱

洋葱能够降低血压和胆固醇的含量，可以降低心脏病的发病率。有实验证明，每天食用半个洋葱的人，其胃癌的发病率比普通人降低 50%。

9. 蜂蜜

蜂蜜作为一种天然食品，其中所含有的单糖不需要经过人体的消化，可以直接被吸收利用，对妇女、儿童、老人更具有良好的保健作用。

（二）瑜伽素食的排毒作用

我们的身体消化功能增强时，排泄功能则减弱，反之，消化功能减弱时，排泄功能增强。"自体溶解"是身体自行分解并消化本身组织的一种生理现象，排毒的目的是诱导机体进行自体溶解。排毒时身体只消耗最下等物质，如死亡细胞、肿瘤、受伤组织等，重要组织和器官则完全不受影响，大量代谢废物和毒素得以迅速排除。瑜伽素食排毒法是通过断食（只食用蔬菜、水果和蔬菜汁、水果汁，根据人的健康状况搭配人体所必需的营养素）以达到排除体内毒素、调理改善慢性疾病、消除亚健康的目的。

瑜伽素食排毒法是一种独特的养生方法。由于人体有很强的自愈能力，疾病绝不是只靠药物就可以治愈的，还要依靠人体本身的抵抗力。素食排毒，就是通过消耗体内积存的脂肪，排除体内沉积的毒素，使人体充分发挥其本身的自然自愈能力。

素食排毒法的主要功用是消除全身毒素；修复受损的器官和组织；增强人体抗病能力；增强记忆力；防病益寿。

三、断食

瑜伽断食主要是通过停止一段时间的食物补充，排除身体内的有害细胞，留下健康有活力的细胞，但是身体虚弱并且久病初愈的人不要进行断食法。另外，断食要慢慢来，不要一下子就完全阻断食物的摄入。这里所说的断食，通常是指"一日断食法"。

（一）"一日断食法"的作用

1. 有利于身体健康

人们常常喜爱吃一些煎炸类或肉类等惰性食物，时间长了容易在人体内堆积一些有害的物质，采用"一日断食法"，通过坚持一天不进食，机体可以自动排泄毒素，有利于身体健康。断食的后一天可以摄取一些清淡食物。

2. 净化心灵

在采用"一日断食法"的过程中，人们只摄取一些简单的素食、水果或饮品，这些简单的食物的消化并不会消耗太多的能量，积存的能量可以用来进行分析思考，使瑜伽练习者的思维变得更加灵活，从而激发出更多的潜力。

（二）"一日断食法"的准备工作

瑜伽练习者在实行"一日断食法"时，应该做好如下几个方面的准备工作，以确保断食法取得良好的效果。

1. 思想准备

瑜伽练习者要做好思想准备工作，坚决实行断食法，保证一日不进食。"一日断食法"要求瑜伽练习者断食时所处的环境要安静，在安静环境下实行断食法效果更佳。

2. 基础知识准备

瑜伽练习者要做好有关断食基础知识的准备工作，因为在刚开始实施"一日断食法"时，练习者心中难免会有恐惧与不安，担心会伤害身体，所以要提前掌握一些有关断食的基本常识，同时要明白断食过程中，断食者的生理和心理上可能出现的变化，提前做好心理准备。

3. 节食准备

在正式实施"一日断食法"前要逐渐减少食量。一般情况下，开始前几天就要减少食量，饮食应以简单的素食为主。这样做可以使断食的过程中不会有很强的饥饿感，也不会突然感到身体不适应。

（三）"一日断食法"的具体做法

"一日断食法"的具体做法包括三个步骤，即断食前一天要减少食量，断食当天不进食，断食后一天开始进食。下面以周六断食为例介绍"一日断食法"的具体实施步骤。

第一，瑜伽练习者在周六前一天（周五）减少食量，并以吃素食为主，晚餐食量要更少，不可吃主食。可以在午餐后适当补充新鲜水果与蔬菜。

第二，瑜伽练习者在周六断食一天，从早上开始，主要做一些休养生息的事，如看书、听轻音乐，切忌做消耗体力的活动，但也不能彻底放松休息，可以进行冥想、调息。在午餐和晚餐时间可以榨一些水果汁、蔬菜汁等饮品食用，或者只喝水，晚餐过后要早早进入休息状态，不可睡得过晚甚至熬夜。

第三，瑜伽练习者在断食后一天（周日）开始进食。周日的复食工作十分关键，直接影响到"一日断食法"的实行效果，因此要慎重。周日清晨先吃香蕉，隔一会儿再吃早餐。这一天的三餐以清淡为主，晚餐后适量喝点柠檬水，可以排毒。睡前喝一些蜂蜜水或糖水。

（四）"一日断食法"的注意事项

第一，为了不打乱正常的生活及工作，瑜伽练习者最好选择在周末实行"一日断食法"。

第二，"一日断食法"实行期间，瑜伽练习者要注意休养生息，但这并不意味着什么事都不用做，适当的运动是必需的。适当的运动具体是指可以锻炼人体腹肌、臂肌或促进消化的运动，也可以做瑜伽练习动作。

第三，"一日断食法"实行过程中，瑜伽练习者要注意讲卫生，多洗温水澡，洗澡时尽量不用热水，不擦香皂，洗完后换洗干净的内衣。

第四，瑜伽练习者在实行"一日断食法"中，如果自己不能单独练习，可以请教专业教师，在专业教师的指导下练习，或者报名参加辅导班，集体实行"一日断食法"。

第五，瑜伽练习者在断食期间禁止抽烟，禁止喝酒。

第二节 瑜伽的饮食分类与饮食习惯

一、常见的瑜伽食物

（一）瑜伽食品

有营养且低热量的食品是瑜伽健身所推崇的食品。以下是为瑜伽练习者所作的食品归纳。

1. 谷物

大米、小米、玉米、小麦、大麦等。

2. 豆类

果仁、大豆、豆浆、豆腐、花生、芝麻、核桃、葵花籽、杏仁等。

3. 蔬菜

大白菜、豆角、土豆、茄子、黄瓜、西红柿、卷心菜、木耳、豆芽、蘑菇、胡萝卜、苦瓜、海带等。

4. 奶制品

牛奶、酸奶、乳酪、奶油等。

5. 油类

菜油、花生油、黄油、麻油等植物油。

6. 作料

糖、盐、酱油、柠檬、辣椒粉、蜂蜜、姜等。

（二）瑜伽认可的四种食物

饮食均衡是瑜伽饮食的一个重要原则。如果在每天食用的食物中均包含以下四种食物，就说明保持了食物的饮食均衡。这四种食物分别是蔬果汁、沙拉、新鲜水果、生坚果（栗子、榛子、核桃等）。无论你是喜欢吃肉还是喜欢吃素，在每天的饮食中都应该包括这四种食物。

1. 蔬果汁

蔬果汁是将清洗干净的蔬菜或水果放到榨汁机中鲜榨，并在榨好的蔬果汁中放入适量的盐或糖饮用。瑜伽练习者经常通过饮用蔬果汁来清理体内的毒素和不洁净的积物。另外，蔬果汁还可以在瑜伽断食中给人带来一天中身体所需要的能量，同时又不会给肠胃带来过多的负担。倘若不想在某一顿进餐，那么喝一些蔬果汁是非常好的选择。

2. 沙拉

一般来说，所有可以生吃的蔬菜都可以做成沙拉，如西红柿、莴苣、卷心菜、胡萝卜、黄瓜等，将这些蔬菜切成碎块，再拌入一些调味油，每天可以生吃一碗。午餐和晚餐的第一道菜是吃沙拉最为理想的时间。任何没有晾干或者没有变形的蔬菜，都属于新鲜蔬菜。蔬菜越新鲜越好，无论是枝叶蔬菜还是根茎蔬菜，每天都应调配食用，并按照悦性食物的方法来进行烹饪。

3. 新鲜水果

对于任何人来说，水果都有着非常丰富的营养。瑜伽练习者为了获得更加良好的效果，食用新鲜水果是非常重要的，但并不是必须吃昂贵的水果，一般的水果同样有着丰富的营养。既要吃时令性的水果，也要吃常年上市的水果。每天吃一个苹果、一个橘子或者是一根香蕉就可以了，最重要的是经常吃水果，这样才能有益健康。

4. 生坚果

从硬壳剥出来的生坚果要多吃一些，如开心果、杏仁、榛子、核桃仁、山核桃等，将这些坚果混合起来，每天只需要吃 4～5 颗。生坚果具有使体内产生热量的功能，所以在冬天应多食用一些，在夏天应少吃一些。生坚果富含蛋白质、矿物质和维生素，因此适量地食用一些坚果，不仅有利于瑜伽健身，而且对于那些不经常从事瑜伽健身的人来说，同样可以使他们保持身体健康和旺盛的精力。

二、瑜伽的饮食分类

根据瑜伽饮食观和食物自身所具有的特点，瑜伽食物可以分为惰性食物、变性食物和悦性食物三大类。

（一）惰性食物

惰性食物指的是能够使人体懒惰，给人带来疾病，使人头脑迟缓的一类食物。常见的惰性食物有海鲜、蛋类、肉类、酒精与药物。除这些常见的惰性食物外，阳光没有照射到的、在阴暗潮湿的环境中生长出来的菌类食品如木耳、蘑菇等也属于惰性食物。此外，烹煮过度的食物、真空包装的食物、反复加热的食物、添加防腐剂的食物、经油煎炸的食物同样属于惰性食物。有关专家认为，即使有些食物不是惰性食物，但经过暴饮暴食后就会变成惰性食物，因为人在暴饮暴食时本身就处于一种惰性的状态。

（二）变性食物

变性食物是指能够提供能量，有益身体但不利心灵的食物。常见的变性食物有膨化食品、快餐，还有添加过多糖、盐、香料、调味剂和辣椒的食物。此外，变性食物还包括巧克力、咖啡、汽水、浓茶等。

变性食物有值得肯定的一面，那就是能为身体带来热量，一定程度上有益于身体健康。但是对于瑜伽练习者来说，变性食物并不是可取的，因为它不利于心灵的健康。这种不利影响主要体现在两个方面：一方面，变性食物会对人体神经系统产生刺激，导致内分泌紊乱。这时，人的大脑就容易变得兴奋甚至激动，然而瑜伽要求练习者保持心平气和的状态，而非兴奋激动。另一方面，食用变性食物会造成人体的循环系统失调，从而使人思绪不定、性格暴躁、好胜心强。因此，瑜伽练习者不仅要尽量少食用变性食物，还要多做一些能够消耗变性食物的运动。

（三）悦性食物

悦性食物是指不仅有利于人的身体健康，还有益于人的心理健康的一类食物。常见的悦性食物有香蕉、苹果、橘子等新鲜水果，用水果加工而成的果汁、果干、沙拉，生菜、菠菜、西红柿等新鲜蔬菜以及奶油、牛奶等奶制品。此外，常见的坚果、谷物类、蜂蜜也属于悦性食物的范畴。

悦性食物是瑜伽练习者的最佳选择。主要原因有以下三点。

第一，悦性食物中含有丰富的营养与益于身心健康的能量，制作过程简便，制作中很少使用辣椒、香料等调味料，因此吃起来清淡爽口，口味极佳。

第二，由于悦性食物口味清淡，所以食用后很容易消化，而且能够增加人体耐力，使头脑保持清晰，精神饱满，同时还有利于消除工作及生活带来的疲劳与压力。

第三，蔬菜、水果等悦性食物几乎都是纯天然的绿色食物，使人心无旁骛，悠然恬静，可起到净化心灵的作用。

在了解了以上三类食物后，还要注意这三类食物的烹饪方式。烹饪方式不同，瑜伽饮食的分类也会有所不同。就拿土豆来说，土豆属于蔬菜类的悦性食物，但如果经过煎、炸等烹饪方式，就有可能使土豆变成惰性食物，如薯条。因此，瑜伽练习者在食用瑜伽食物时，要选择正确的烹饪方式。总之，瑜伽练习者应根据瑜伽的特点和要求来选择食物，做到不吃惰性食物、少吃变性食物、多吃悦性食物，从而更好地维持身心健康。

三、瑜伽的饮食习惯

（一）饮食习惯

饮食是人体维持生命的途径之一，健康的饮食习惯可以促进人的身心健康。

1. 多吃悦性食物

对于瑜伽练习者来说，悦性食物是最有利的食物，所以要多吃悦性食物，主要包含以下几个方面。

（1）多吃素食。肉类是瑜伽饮食最忌讳的食物，主要是因为肉类不利于肠胃的消化吸收，对消化系统造成负担，使免疫能力下降。而素食的能量大都来自大自然，它不仅可以为瑜伽练习者提供练习瑜伽所需要的能量，而且有利于消化吸收，促进其身心健康发展。

（2）多吃纯天然食物。现代人为了满足一时的口腹之欲，往往喜欢食用富含调味剂或经过腌制、速冻、煎炸的食物，而这些食物往往会给消化系统带来危害。瑜伽饮食提倡食用纯天然的食物。

纯天然的食物大都是清淡的，但有时需要添加一些调味剂或采用煎、炸的烹饪方式，这就需要选择其他悦性食物或健康的烹饪方式来替代，如白糖可以用蜂蜜来代替；白面包可以用全麦面包来代替；沙拉酱可以用酸奶来代替；煎、炸可以用蒸、煮、拌等烹调方式来代替。

（3）多吃蔬菜和水果。瑜伽练习者可以每天食用多种新鲜水果和蔬菜。新鲜水果和蔬菜中富含的营养成分能够维持人体的基本需求。在选用新鲜蔬菜和水果时，要注意以下几点。

首先，从颜色来看，蔬菜和水果一般以红色、黄色、绿色为佳。因为红、黄、绿色的蔬菜和水果包含了人体需要的维生素 B、维生素 C 和胡萝卜素。

其次，从形态来看，最好食用完整形态的新鲜蔬菜和水果。以芹菜为例，将芹菜的根、茎、叶一起食用最好。

最后，从加工方式来看，除了洗净就可以生吃的蔬菜，应选择较为简便的调拌法，因为调拌的速度快，耗时少，也减少了蔬菜中营养成分的流失。

2. 全面均衡地补充营养

在练习瑜伽时，要全面均衡地补充营养，仅仅食用一类食物是不可能补充身体所需营养的，这是因为食物类型不同，食物中所含有的营养成分也有所不同。例如，面食和大米是碳水化合物和热量的主要来源；奶类和豆类可以提供大量的蛋白质；蔬菜和水果可以提供多种维生素。瑜伽练习者要想获得全面均衡的营养，就需要食用不同的食物。同时，瑜伽练习者应根据自身的年龄、生理需求和活动量来选择所需的营养，这样的选择才能更为科学、合理、全面。只有全面均衡地摄取营养，才能为健康发展提供保证。

3. 注意适量饮食

为了更好地维持和保持身体的平衡，瑜伽练习者需要使人体达到出少补少，出多补多的平衡状态，也就是说，人体补充营养的量要根据消耗量来进行计算。平衡进出就是要反对过分节食和暴饮暴食，要在保证饮食质量的前提下控制饮食的数量，最可取的方式就是少吃多样。这种饮食方式不仅能够满足人体对营养的需求，还有利于人体的消化与排泄。

少吃多样中的"少吃"就是要对饮食的数量进行控制，一次不要食入过多的食物。"多样"就是要在瑜伽饮食中增加食物的种类，如蔬菜、水果、坚果、谷类、豆类等多种食物，这样才能保证营养的全面。

4. 补充水分

水在人体的组织和体液中是最重要的物质，它在身体营养物质的运送中起着载体的作用，能够促进新陈代谢，保持人体水分平衡。如果缺少，人体就不能维持正常的生理功能，瑜伽练习者也就不能获得良好的健身效果。总之，水是生命之源，对人的身体健康有着重要的意义。

瑜伽练习者每日的饮水量应控制在 8 ～ 10 杯，并且必须是清水。

5. 进食速度要慢

进食速度过快容易导致身体发胖，体重超标。吃得过多过快还容易使人的腹部感到紧张，时间长了容易造成大腹病和胃部下垂。健康、科学的饮食倡导慢速进食，细嚼慢咽。放慢进食速度可以使口腔分泌出足够的唾液，从而促进肠胃的消化吸收功能，防止胃下垂和大腹病等疾病。

6. 保持愉悦的饮食心情

瑜伽也比较讲究饮食环境，一般来说，应选择在安静、祥和的环境中进行，同时，瑜伽练习者要保持愉快的心情，这样才能用心品尝美味的食物，并提高机体对食物营养的吸收效果。

（二）饮食原则

1.瑜伽练习者饮食的一般原则

将谷物、新鲜蔬菜和水果进行合理的组合来进行食用是瑜伽练习者饮食的一般原则。这样做可以获得人体必需的碳水化合物、蛋白质，维生素和矿物质。在具体实施的过程中，还应注意以下几条。

（1）摄取食物的比例为谷物占40%、豆类占20%、蔬菜占20%、水果类和生菜沙拉占15%、奶及其他乳制品占5%。

（2）除了一些不能生吃的食物外，要尽量摄取处于自然状态的食物。这是因为食物加热后，其有形的维生素和无形的生命之气会遭到破坏。

（3）不食用经过精加工的食品和罐装、瓶装的饮料。

（4）尽量多吃一些绿色食品。

（5）在进食的过程中，要慢慢地仔细地咀嚼，每一口食物要至少咀嚼20次才能下咽。这样胃口过大，吃得过快的毛病就会得到改善，体重也会有所减轻。

（6）生病时，应进行几次断食，以减少胃肠的负担，使其得到更好的休息。这样能够更加快速地恢复体力，将体内的毒素排出。生病时，可以饮用新鲜的蔬果汁，以促进体力的快速恢复。

此外，在进食前，最好营造一个愉快的气氛。若在紧张、愤怒和苦恼的气氛中进食，会使腺体的分泌受到影响，容易造成便秘、消化不良和下痢。每天最好定时进餐、少食多餐，多吃含有叶绿素的蔬菜和水果，多进食一些水果和坚果类食物，对健康是非常有益的。

2.健康饮食的一般性原则

健康的饮食习惯是指坚持食用乳品、蔬菜等自然食品，如水果、蔬菜、坚果、种子、豆类、谷类和乳制品，而不吃刺激性食品和变性食品。健康的饮食习惯要遵循以下几条原则。

（1）食用的食品尽量处于最自然的状态，因为这时的食品是最新鲜、最有营养的。这样的食品容易被消化，同时也能加快消化过程，促进肠胃健康。

（2）摄取大量水果、蔬菜和豆制品。

（3）选择的食品要新鲜，不要摄入经过冷冻、加工或处理过的农产品和罐头。

（4）要适当地摄取坚果和种子类食品，以补充身体必需的脂肪酸和蛋白质。

（5）尽可能地选择全麦面包或面粉。

（6）选择原汁原味的酸乳酪。

（7）用蜂蜜取代白糖，用枣和干果制品取代甜品，食用黑巧克力。

（8）摄入各种不同的食品。

（9）避免食用经过防腐处理、加入色素和添加剂的食品。

（10）避免食用油腻或油炸过的食品。

（11）多食用白肉，少吃红肉。可以多吃鱼肉，因为鱼肉更容易消化。如果要吃鸡肉和鸡蛋，最好选择在农场自由放养的那种。

（12）吃饭时要仔细地咀嚼食物。无论吃什么，都要细嚼慢咽。消化过程从食物进入嘴巴的那一刻开始，各种各样的食物与唾液混杂在一起，嚼得越烂，越容易消化。

（13）适量进食。换句话说，每顿饭吃到七八分饱就可以了。填满胃2/3的容量，留出1/3的容量，这样胃就可以完全地吸收食物的养分。

（14）在进餐前要留出足够的空腹时间，能够增加食欲。

（15）戒掉不良的习惯，如吸烟、喝酒、喝咖啡和食用其他刺激性食品。这些物质都会对瑜伽练习产生不良影响，并会对人的身体健康产生阻碍。

在改变饮食习惯之前，首先要向保健医生进行必要的咨询，由于个体之间存在着较大的差异，身体可能会经历一个适应的过程，并会出现一些暂时的症状，一旦身体适应后，症状就能得到缓和。

第三节　瑜伽的四季饮食观与菜谱大观园

一、春季

（一）春天吃什么

春天万物复苏，大地到处都是一片生机，此时的天气也最为多变，直接影响到人们的健康。随着气候变暖，各种细菌病毒也活跃起来。同时，春天也是最利于精血化津气，充实人体的组织器官。春天的日常饮食必须注意下面一些细节问题。

1. 正确食用早餐

春天人体的新陈代谢比较旺盛，容易醒得很早，但现代人晚上又普遍睡得较晚，难免会睡眠不足。所以早餐要多补充优质蛋白质，食物可以奶、鸡蛋、粥为主，还可以喝少量咖啡或茶，以提神醒脑。

2. 补充维生素

营养专家指出，缺乏维生素 A 容易导致呼吸道和消化道感染，如果感冒或腹泻，体内维生素 A 的水平会出现下降。缺乏维生素 A 还会使人体的抗体反应降低，从而导致免疫功能下降。从食物中获取维生素 A 是一种既安全又有效的方法，在蔬菜中，维生素 A 含量丰富的当数胡萝卜。所以，春天要多吃胡萝卜及一些黄色和深绿色蔬果。

3. 多食食用菌

春季饮食应以清淡为主，黑木耳、银耳、蘑菇、香菇等都是不错的选择。在病毒肆虐的春季，多食食用菌能增加抵抗能力。

（二）春季宜吃的食物

1. 樱桃

樱桃素有"春果第一枝"的美誉，其色泽鲜艳，果肉厚实，味美多汁，营养丰富，其铁的含量超过柑橘、梨和苹果的 20 倍以上。春天吃樱桃有发汗、益气、祛风及透疹的功效。注意：樱桃属火，不可贪食，阴虚火旺、容易上火的人应忌食或少食。

2.韭菜

韭菜四季皆有上市，可终年供人食用，但最佳食用季节当数春季。韭菜是娇嫩鲜美的起阳草。一般来说，胃虚有热、下部有火和消化不良者则不宜多吃韭菜。

3.菠菜

同韭菜一样，四季皆有上市的菠菜，但也是以春季食用为佳。春季上市的菠菜对解毒、防春燥很有益处。中医认为，菠菜性甘凉，能止血养血、敛阴润燥。但菠菜含草酸较多，会影响人体对钙和铁的吸收，吃菠菜时可先用沸水烫一下，捞出再炒。

4.葱、姜、蒜

葱、姜、蒜是人们日常食用的调味佳品，它们还可以增进食欲，具有杀菌防病的作用。葱和蒜在一年中的春季营养最丰富，也最嫩、最香、最好吃，此时食用还可预防春季呼吸道感染。

5.蜂蜜

春季多风，此时早晚饮一杯蜂蜜水对身体大有裨益。蜂蜜味甘、性平，自古以来就是滋补强身、排毒养颜的佳品。它富含维生素 B_2、维生素 C，以及麦芽糖、蔗糖、果糖、葡萄糖、优质蛋白质、钠、铁、钾、苹果酸、乳酸、淀粉酶、氧化酶等多种营养成分，能润肺止咳、润肠通便、排毒养颜。常吃蜂蜜能达到排出毒素、美容养颜的效果，对防治神经衰弱和心血管疾病等也大有裨益。

二、夏季

（一）夏天吃什么

夏日炎炎，头顶骄阳，许多人胃口不佳，且极易乏力疲惫，究其原因，主要是夏天出汗多，造成体液代谢失调。大量出汗使体内的水分、氯化钠、水溶性维生素（主要是维生素 B、维生素 C）丧失过多，造成水盐代谢平衡紊乱，使体内酸碱平衡和渗透压失调。另外，由于高温，人体内的血液多集中于体表，容易造成消化道缺血，且抑制了唾液分泌，使淀粉酶活性降低，胃液分泌减少，从而造成食欲不振和消化功能紊乱。所以，应该针对夏季的季节特点和人体状况采取相应的措施，科学安排夏季饮食。

1. 讲究饮食卫生

夏季食物一定要新鲜，最好是现做现吃，尽量避免吃剩菜剩饭；生吃瓜果之前要洗烫或消毒；做凉拌菜时，可在调料中加醋和蒜泥，不仅有调味之效，还可杀菌、增进食欲。另外，饮食切不可贪凉，以防病原体乘虚而入。

2. 注意补充盐分和维生素

夏天出汗会导致人体大量氯化钠的丧失，所以在补充水分的同时要注意补充盐分，可以每天饮用一些盐开水来保持体内酸碱平衡和渗透压相对稳定。夏季还应多吃一些富含维生素 B_1、维生素 B_2 和维生素 C 的食物，动物肝脏、肾脏、豆类及其制品等都是不错的选择，也可以通过多吃西瓜、黄瓜、番茄补充维生素。

3. 勿过食冷饮

气候炎热时适当地吃些冷饮，可以起到一定的消暑作用，但过犹不及，切不可食之过多。冰淇淋大都是用牛奶、糖等制成的，虽有一定的营养，但过食会使胃肠温度下降，导致胃肠不规则收缩，从而诱发胃痛、胃痉挛。饮料饮用过多也会损伤脾胃，影响食欲，严重的还会引起胃肠功能紊乱。

4. 夏天宜清补

夏天在饮食滋补方面，主要以清补、健脾、祛暑化湿为原则。燥热之品和肥甘厚味者皆不宜食用，应食具有滋阴功效的清淡食物，如鳢鱼、猪瘦肉、鸭肉、鹅肉、豆类、薏米、百合等，合理烹调做成多种美味佳肴，能增进食欲、补充营养、消暑健身。另外，还可以做一些绿豆粥、荷叶粥、扁豆粥等，它们都有驱暑生津的功效。

（二）夏季宜吃的食物

1. 醋

夏季由于天气炎热，人们容易没有胃口，多食用一些醋，有开胃之功效，还能提高胃酸浓度，以助人体消化和吸收，还可抑制细菌的繁殖。

2. 苦味菜

苦味菜在生长中施入的化肥比绿叶类蔬菜要少，同时，它们还含有丰富的生物碱、氨基酸、维生素和苦味素，有消暑、利湿、提神的作用。这类蔬菜包括苦瓜、莴苣、百合、莲子等。

3. 番茄汤

番茄是老少皆宜的食品，喝番茄汤既能补充水分，又可以获取营养。番茄所含的番茄红素还有保护心脏和预防前列腺癌的作用。

4. 鸭肉

鸭肉性凉，富含蛋白质，尤其适合夏季以及体热、易上火的人食用，如低热不退、大便干燥的人。火腿笋干老鸭煲就是一道好菜。

5. 番茄

番茄是很好的防晒食物。它富含抗氧化剂——番茄红素，每天摄入 16 毫克番茄红素就可将晒伤的危险系数下降40%。番茄熟吃比生吃效果更好。另外，可同时吃些马铃薯或者胡萝卜，它们所含的 β－胡萝卜素能有效阻挡紫外线。

6. 西瓜

西瓜含水量在水果中是首屈一指的，特别适合夏季补充人体损失的水分。不同于水或饮料，西瓜汁中还含有多种有益健康和美容的成分，如具有皮肤生理活性的氨基酸。这些成分极易被皮肤吸收，对面部皮肤的滋润、营养、防晒、美白都有很好的效果。

7. 柠檬

富含维生素 C 的柠檬能促进新陈代谢、延缓衰老，还具有收缩毛孔、美白淡斑、软化角质层和令肌肤有光泽的功能。据研究，柠檬还能降低皮肤癌的发病率，每周一勺左右的柠檬汁就可使皮肤癌的发病率下降30%。

8. 坚果

夏季天气炎热，再加上空调和风吹日晒，皮肤中的水分消失很快。坚果中含有的不饱和脂肪能从内而外软化皮肤，防止皱纹产生，使人看上去更年轻。

三、秋季

（一）秋季吃什么

秋季天气由热转凉，阳消阴长，空气干燥，人体的生理表现也随着季节的转换而发生变化：常有口干舌燥、皮肤干燥、大便干结等燥象。故而，有必要改变秋季的饮食，以适应秋季养生之需。总的说来，秋季饮食的原则是以"甘平"为主，多吃有清肝作用的食物，少吃酸性食物。瑜伽的有关理论认为，秋季如果多吃酸，则克脾，继而引起五脏不调；相反，如多食甘平类的食物，可以增强脾的功能，使肝脾活动更协调。

（二）秋季宜吃的食物

1.豆芽

黄豆和绿豆都含有丰富的蛋白质、脂肪和糖类，以及铁、钠、磷、钙等人体必需的元素，更奇妙的是，它们发芽后仍能保留原有的营养物质，同时还增加了维生素 B 和维生素 C 的含量，并且豆芽中的叶绿素对直肠癌有防治作用。黄豆芽中含的天冬氨酸，可以使机体大大减少乳酸的堆积，从而消除疲劳。中医认为，豆芽味甘性凉，有利湿通下、清热解毒等作用。

2.菠菜

菠菜是一种营养价值非常高的蔬菜。叶柄长叶片较薄的尖叶菠菜，粗壮且含糖分多；圆叶菠菜则片大肉厚。菠菜所含有的胡萝卜素大大高于其他蔬菜，抗坏血酸的含量高于番茄，菠菜还具有止血的作用——维生素 K 的含量是所有叶菜中最高的。每 100 克菠菜中含水分 91.8 克、脂肪 0.5 克、蛋白质 2.4 克、磷 53 毫克、铁 1.8 毫克、钙 72 毫克、抗坏血酸 39 毫克。另外，菠菜还含有丰富的核黄素，具有预防口角溃疡、舌炎、唇炎、皮炎的作用。

3.花菜

花菜中含有丰富的维生素，每 200 克新鲜花菜就可为成年人提供一天所需维生素 A 的量的 75% 以上。它含有的维生素 C 更为突出，每 100 克花菜中就可达到 80 毫克，比常见的黄豆芽、大白菜要高 3～4 倍，比柑橘的含量也要多出 2 倍。中医素来有"色白入肺"之说，在呼吸道感染疾患多发的秋天，洁白的花菜无疑是一种适时的保健蔬菜。

4.胡萝卜

胡萝卜味甘、性平，补脾健胃。胡萝卜最好炖食，炒食稍次。炖食可以使胡萝卜素保存93%以上，炒食则可使胡萝卜素保持80%以上，但生食、凉拌，人体仅能吸收10%。

5. 芹菜

芹菜味甘苦、性凉，有平肝健胃之功效，它含有丰富的蛋白质、糖类、胡萝卜素、维生素C等。它还有祛痰的作用。芹菜可和香干、肉丝等炒食，味道清香。

6. 小白菜

小白菜味苦、微寒，通肠利胃，养胃和中。小白菜含有颇为丰富的维生素C和钙质，并且还含有磷、铁、胡萝卜素和维生素B等。另外，卷心菜也味苦、性平，可健脾胃、益心肾，对胃及十二指肠溃疡有止痛、促进愈合的作用。

7. 莴笋

常吃莴笋可以增强胃液、消化液和胆汁的分泌。莴笋中钾的含量是钠的27倍，可促进排尿，维持人体水平衡，对心脏病和高血压患者大有裨益。莴笋中的氟元素，可参与牙本质和牙釉质的形成，参与骨骼生长。莴笋含碘量高，对人体的基础代谢和体格发育非常有利。另外，莴笋叶的营养远远高于莴笋茎，其所含胡萝卜素比茎高出72倍，维生素B_2高出5倍，维生素C高出3倍，维生素B族高出2倍，所以丢弃莴笋叶不吃，实是浪费之举。此外，秋季易患咳嗽的人，多吃莴笋叶可平咳。

四、冬季

（一）冬季吃什么

冬季气候寒冷，人们的食欲和其他各项生理功能都会发生变化。所以要合理调整饮食，以保证人体摄取到必需的营养素，提高耐寒能力和免疫功能，安全、顺利地越冬。冬季饮食可以从以下几个方面入手。

首先应该保证热能的供给。冬天的寒冷气候影响了人体的内分泌系统，甲状腺素、肾上腺素等分泌增加，以促进和加速蛋白质、脂肪、糖类这三大类营养素的分解，从而增加机体的御寒能力，如此就造成了人体热量散失过多。所以，冬天的营养应以增加热能为主，适当地多摄入富含脂肪和糖类的食物。但老年人脂肪摄入量不能过多，以免诱发其他疾病。冬季可多摄入瘦肉、鸡蛋、鱼类、乳类、豆类及其制品等。因为这些食物含有优质蛋白质，不仅便于人体消化吸收，还富含必需氨基酸，营养价值很高，能增加人体的耐寒和抗病能力。此外，冬天蔬菜的数量比其他季节偏少，品种也单调。在绿叶菜相对减少的冬天，人们可适当地吃一些薯类，如红薯、马铃薯等。它们都富含维生素 A、维生素 B、维生素 C，红心红薯还含有丰富的胡萝卜素。多吃薯类，还有清内热、去瘟毒的作用。此外，在冬季上市的蔬菜中，除大白菜外，还应选择圆白菜、黄豆芽、绿豆芽、白萝卜、胡萝卜、油菜等。经常调换蔬菜品种，合理搭配，是可以补充人体维生素需要的。寒冷的冬季，营养素的消耗量会有不同程度的增加，从而容易导致钾、钙、钠、铁等元素的缺乏，应及时地予以补充，可以多吃些虾米、虾皮、芝麻酱、猪肝、香蕉等食物。另外，寒冬使人体摄入的营养更多被转化为热能，以抵御寒冷。低温会使血钙降低，免疫系统功能下降，降低对病原体的抵抗力，以致上呼吸道感染、胃肠道炎症多发。因此，冬天应摄入足够的蛋白质、脂肪、糖类、维生素和矿物质，以提高自身抵抗力。

（二）冬季宜吃的食物

1.黄豆芽

将大豆浸泡在水中后发芽就是黄豆芽，在浸泡的过程中，由于自身酶的作用，大豆的蛋白质结构变得疏松，使蛋白质的消化率和生物效价提高，水溶性纤维素和维生素 B、维生素 C 的含量也有明显提高，从而成为理想的高营养蔬菜。

2.牛奶

作为人体营养素的最好来源之一，牛奶的蛋白质中含有 9 种人体必需氨基酸，它的脂肪颗粒小，且呈高度分散状态，消化率极高。另外，牛奶中的糖类主要是乳糖，能抑制腐败菌的生长，有利于乳酸菌的繁殖。中医认为，牛奶味甘、性平，有生津润肠、补虚养身、消渴等作用。冬天人们需特别注意补钙，牛奶中的钙不仅含量丰富，而且容易吸收。

3.黑豆

黑豆在各种豆类中蛋白质含量是最高的，比猪腿肉多一倍以上。它所含有的脂肪主要是多不饱和脂肪酸和单不饱和脂肪酸，还有磷脂、大豆黄酮和生物素，所以吃黑豆不仅不会引起高血脂，还有降低胆固醇的作用。中医理论认为，黑豆味甘、性平，有润肠补血的功能。

4. 香菇

香菇含有许多种维生素和矿物质、50多种酶、胆碱、腺嘌呤、麦角甾醇、游离氨基酸以及香菇多糖，能抑制体内合成胆固醇，并促进胆固醇分解和排出，达到防止血脂升高的目的。

5. 大豆

大豆的营养成分比较齐全，所含的蛋白质是"完全蛋白质"，含许多赖氨酸，可以弥补粮食中赖氨酸的不足。它不仅可当蔬菜，还可以代替主食，在冬天吃大豆特别有益。中医认为，大豆味甘，有和胃、调中、健脾、益气的功效。

6. 黑木耳

黑木耳含有较多的微量元素、甘露糖、戊糖、木糖、维生素B、胡萝卜素、卵磷脂、脑磷脂、钙和铁等，能防止血液凝结，预防心脑血管疾病和大便干结。中医认为，黑木耳性平味甘，有补气、益智、生血功效，对贫血、腰腿酸软、肢体麻木有一定的疗效。

7. 鲈鱼

鲈鱼营养丰富，含有丰富的蛋白质、脂肪、尼克酸、维生素B_2、钙、磷、钾、铜、铁、硒等。中医认为，鲈鱼性温味甘，能健脾胃、补肝肾，还有止咳化痰的作用。冬天的鲈鱼肥腴可人，肉白如雪且细腻，是最好的品鲈鱼季节。

五、菜谱大观园

（一）开胃菜

1. 青椒口蘑沙拉
（1）材料：
①绿、红、黄青椒各1个，去籽切粗丝；
②橄榄油2大匙；
③醋2大匙；
④番茄酱2大匙；

⑤香菜叶切碎 2 大匙；

⑥芹菜叶切碎 1 大匙；

⑦新鲜口蘑切片；

⑧熟青豆 1 杯；

⑨葡萄干 1/2 杯；

⑩洋葱切丝 1/2 杯（可不加）；

　盐和黑胡椒粉少许。

（2）做法：

①将新鲜口蘑和青椒用少许橄榄油中火快炒 1 分钟，还未熟软前，取出备用。

②准备一个能装全部材料的大碗，先调沙拉酱。将橄榄油、醋、番茄酱、香菜叶、芹菜叶和蜂蜜、洋葱丝、盐和黑胡椒粉全部和匀后放入已炒过的口蘑和青椒上，拌匀即可。

可以先预做这道沙拉，如晚上吃，中午可以预先冷藏。

口蘑和青椒可以用烤的来代替快炒的，也可以拌入面条或夹面包吃。

2. 清脆甜绿芽

（1）材料炒的，

①绿芦笋 500 克；

②盐 3 小匙；

③沙拉酱 1 包。

（2）做法：

①将绿芦笋削皮，摘除根部，洗净放入沸水中，加盐煮 3 分钟。

②熟后捞出绿芦笋排列盘中，放置冰箱中 10 分钟后取出，淋上沙拉酱即可食用。

3. 蔬菜脆面包粒沙拉

（1）材料放置

①生菜 2 棵；

②西红柿 4 个；

③熟鸡蛋 2 个；

④面包半条；

⑤牛油 2 小匙；

⑥橄榄油 3 小匙；

⑦柠檬汁 2 小匙；

⑧葱茸 1 大匙；

⑨盐、砂糖少许。

（2）做法：

①把面包切粒，将牛油、面包粒按顺序放入平锅，慢火炒至面包粒金黄，备用。

②生菜洗净，撕细块置沙拉碗中，西红柿洗净切角，熟鸡蛋切角。

③把西红柿、蛋角、脆面包粒铺在生菜上，配上橄榄油、柠檬汁、葱茸、盐、砂糖拌食。

4. 豆芽果粒

（1）材料：

①豆芽 100 克；

②小黄瓜 1 条；

③玉米粒 50 克；

④苹果 1 个；

⑤沙拉酱 1 大匙。

（2）做法：

①豆芽洗净，沥干水分备用。

②食材洗净，沥干水分，切小丁状。

③将所有材料一起放入大碗中，加入沙拉酱拌匀，即可食用。

此道沙拉清爽、可口、富含维生素 B、维生素 C、维生素 E 和相当丰富的矿物质和粗纤维，能生津止渴，健脾养胃和益气养血，增加抵抗力及血红蛋白，清热解毒、利水消肿。

5. 玉米黑豆沙拉

（1）材料：

①熟玉米粒 1 杯；

②熟黑豆 1 杯；

③小西红柿 10 个；

④菜叶切碎 2 大匙；

⑤洋葱末 1/2 杯（可不加）；

⑥白醋 1 大匙；

⑦大蒜末 1 小匙（可不加）；

⑧盐、黑胡椒粉少许；

⑨橄榄油 2 大匙。

（2）做法：

①先将白醋、大蒜末、少许盐和黑胡椒粉和匀，然后慢慢加入橄榄油拌均匀。

②将小西红柿切半，与熟玉米粒、熟黑豆、菜叶、洋葱末放入沙拉碗里，拌入调料即可。

6. 麻油萝卜丝

（1）材料：

①白萝卜 1/2 个；

②胡萝卜 1/2 个；

③花椒 10 粒；

④干辣椒 3 个；

⑤白砂糖 2 小匙；

⑥盐 1 小匙；

⑦鸡精 1/2 小匙；

⑧白醋 1 大匙；

⑨油 1 大匙。

（2）做法：

①白萝卜和胡萝卜洗净刨细丝，装盘后撒上白砂糖、盐和鸡精。

②中火加热小炒锅中的油，放入花椒，改小火慢炸 2 分钟至花椒变熟色浮起，再把干辣椒用手碾碎放入油锅一起炸。

③1 分钟后油锅出香味，微微冒烟时，笊出花椒、辣椒，趁热把炸好的麻油淋入萝卜丝内，拌匀并淋上白醋即可食用。

7. 森林沙拉

（1）材料：

①小玉米 4 个；

②胡萝卜 2 个；

③绿菜花 6～8 棵；

④三色混合菜 1 小匙；

⑤葡萄干 2 小匙；

⑥沙拉酱适量；

⑦蛋黄酱 2 小匙。

（2）做法：

①食材洗净，绿菜花切成小朵，胡萝卜切成圆柱状，然后将底部修平备用。

②将锅中水煮沸，放入做法①的材料及三色混合菜烫熟，取出置于冷开水中，泡凉后捞出沥干。

③在盘子中心铺上沙拉酱，将绿菜花、胡萝卜与小玉米排列于上，周围再铺上蛋黄酱即完成。

（二）汤羹类

1. 空心菜豆腐汤

（1）材料：

①空心菜半把；

②豆腐 1～2 块；

③盐、味精适量。

（2）做法：

①空心菜折段洗净，豆腐切四方小块。

②适量的水煮开，空心菜和豆腐同时入锅，煮滚后调味，上桌前滴几滴香油即可。

豆腐无胆固醇，蛋白质高，热量低，又易消化，是练习瑜伽时的最好食物。

2. 萝卜汤

（1）材料：

①白萝卜 1 根；

②高汤 4 碗。

（2）做法：

①萝卜洗净去皮切块，香菜洗净切小段。

②适量高汤和萝卜块一起下锅，煮开后调至小火，熬至筷子可穿透

萝卜即可，调味后关火，上桌前，再撒上香菜即可。

练过瑜伽之后饮用萝卜汤有促进血管收缩、消除疲劳的效果。

3.山药西红柿汤

（1）材料：

①山药2个；

②梨1个；

③大西红柿1个；

④新鲜口蘑5个；

⑤蔬菜高汤3杯。

（2）做法：

①山药去皮切片，梨去皮切大丁，西红柿切成4块，新鲜口蘑切大片。

②先将梨和蔬菜高汤以中火煮10分钟，转小火，放入山药、西红柿、口蘑再煮15分钟即可享用。

4.鲜菇蜜枣菠菜汤

（1）材料：

①新鲜香菇6个洗净切片；

②菠菜1把去梗部切大段；

③蜜枣2个；

④橘皮1小块切丝；

⑤香菇蔬菜高汤或清水2杯；

⑥麻油少许。

（2）做法：

①大火烧开高汤，放入香菇片、菠菜、蜜枣，再次滚沸时转小火，煮15分钟。

②上桌前倒入少许麻油、橘皮丝、盐即可。

5.百合莲子甜汤

（1）材料：

①百合、莲子、银耳各50克；

②红枣15粒；

③冰糖2大匙。

（2）做法：

①银耳洗净，泡冷水 3 小时待软，摘除蒂头，切成小朵状。

②百合、莲子、红枣用水冲过，连同银耳一起置于锅内，加入 5 碗水，煮开。

③加入冰糖，用小火再续煮 5 分钟，即可饮用。

百合、莲子和银耳都属性平、味甘的温和食材，具有滋阴补肾、润脾肺和养心安神、益气补血的功效，对改善睡眠状况和镇静情绪有很大益处。可改善更年期妇女的烦躁不安、盗汗和耳鸣等现象。

使用干莲子，需去心泡水约半小时，而新鲜莲子则不用泡水。此甜汤，亦可用白糖或红糖代替冰糖。

（三）主菜

1. 芹菜杏仁豆腐

（1）材料：

①芹菜 100 克；

②杏仁（熟）20 克；

③嫩豆腐 1 块；

④荸荠 50 克；

⑤葱 2 根；

⑥胡萝卜半条；

⑦盐 1 小匙。

（2）做法：

①芹菜切小丁状，豆腐切小块，葱切段状，备用。

②荸荠、胡萝卜去皮，可分别切成片状或小块状，

③起油锅，将葱爆香，再放胡萝卜及荸荠拌炒。

④加 2 大匙水和豆腐，稍焖煮 10 分钟待汤汁稍收干，放入杏仁及芹菜，略炒后，以盐调味即可熄火。

2. 木须豆腐皮

（1）材料：

①湿豆腐皮 1 张；

②新鲜竹笋去皮；

③黑木耳 2 大朵；

④大白菜 2 片；

⑤胡萝卜 1/2 根去皮；

⑥干辣椒 2 根切两段（可不加）；

⑦芹菜 1 根，去叶子切小段；

⑧酱油 1 大匙；

⑨盐、麻油、食油各少许。

（2）做法：

①竹笋、黑木耳、胡萝卜、大白菜、湿豆腐皮切丝。

②先加热 1 大匙油，用中火炒香干辣椒，然后加入竹笋丝和大白菜丝、黑木耳、芹菜、胡萝卜丝、酱油，翻炒数下。

③再放入豆腐皮，少许盐拌匀，盖锅盖以小火煮 5 分钟，装盘前沥上少许麻油即可。

3. 腐竹炒七色菜

（1）材料：

①豆腐乳 1～2 块；

②豆角 4 根去头尾切丝；

③绿豆芽 1 杯；

④红、黄青椒各 1 个去籽切丝；

⑤干米粉 1 小把；

⑥大白菜 1 片切粗丝；

⑦素蚝油 1 大匙；

⑧糖少许；

⑨油 2 杯。

（2）做法：

①用 2 杯油将干米粉油炸成白色的条状，沥干油分备用。

②豆腐乳加素蚝油用 2 大匙水调开备用。

③用少许油，以中火炒黑木耳丝、大白菜丝、豆角丝约 2～3 分钟后，放入绿豆芽和彩椒丝、炸过的米粉、豆腐乳、素蚝油、糖以大火翻炒 1 分钟即可起锅上桌。

4.蔬菜冻

（1）材料：

①绿菜花60克；

②小西红柿3粒；

③鱼胶粉1/4大匙；

④黄青椒1/5个；

⑤盐适量。

（2）做法：

①小西红柿洗净切对半，摆放于模型中间。绿菜花切成适当大小，烫熟，放入冷开水，冷却。

②先将鱼胶粉与1/2杯冷水和匀后，隔水加热至沸腾，调味熄火。倒入1/2鱼胶粉汁液于模型中。

③将绿菜花摆在模型周围后，倒入剩余的鱼胶粉，冷却凝固后，倒扣于小碟子。

④黄青椒切成小三角形，然后摆饰于蔬菜冻四周，即可食用。

5.奶油甘蓝卷

（1）材料：

①甘蓝300克；

②奶油50克；

③红萝卜100克；

④干黑木耳2朵；

⑤胡椒粒及盐适量。

（2）做法：

①甘蓝洗净，切成片状，沥水备用。黑木耳泡水待发。

②红萝卜洗净削皮，和黑木耳一同切细丝。

③锅中放2大匙奶油烧热，放红萝卜丝和黑木耳丝先拌炒，再加入甘蓝快炒。

④倒2大匙水，微焖煮至甘蓝熟软，加入盐、胡椒粒调味即可食用。

（四）主食

1.蔬菜油条粥

（1）材料：

①白米 1 杯；

②空心菜 1 把洗净切大段；

③玉米粒 1/2 杯；

④红薯 1 个；

⑤油条 2 根切丝；

⑥酱油少许。

（2）做法：

①白米洗净后泡水 2 小时，泡过的水倒掉，换上 4 杯水，和红薯丁、玉米粒一起放入锅里煮，煮开后放入空心菜再焖 20 分钟就完成了。

②享用时再撒上适量的油条丝、酱油。

2.紫菜什锦饭卷

（1）材料：

①江米 120 克；

②即食紫菜数张；

③冬菇 4～5 个；

④火腿 80 克（可不加）；

⑤芹菜粒 2 汤匙；

⑥甘笋粒 2 汤匙；

⑦高汤 1 杯；

⑧葱粒适量；

⑨淀粉少许；

⑩玻璃纸 1 张。

（2）做法：

①冬菇浸软切粒，加入油和淀粉拌匀，火腿切粒，紫菜剪条。

②米洗净，用高汤煮，待米汤滚热后，下冬菇粒、火腿粒、芹菜粒、甘笋粒和调味料同煮。

③饭煮熟时，撒上葱粒，拌匀成什锦饭。

④将少许什锦饭放在玻璃纸上，卷成小圆柱状，以紫菜条包扎即成。

3. 香菇小面包

（1）材料：

①圆球状小面包4个；

②香菇4个泡软切细末；

③鲜奶油1杯；

④盐、黑胡椒粉少许；

⑤黄芥末1小匙；

⑥芹菜叶切碎2大匙；

⑦糯米醋1小匙；

⑧红青椒2大匙；

⑨橄榄油少许；

⑩大蒜末、红葱末各1小匙（可不加）。

（2）做法：

①预热烤箱200摄氏度，将小面包中央挖空，注意不要破洞，尽量保持面包四周一定的厚度，内部刷上橄榄油，放在烤盘里入烤箱，烤10分钟或至表面触碰时有清脆的声音，取出备用。

②烤面包的过程中，一边将芹菜叶、大蒜末、红葱末用少许油炒香，放入香菇以小火炒5分钟，调入糯米醋、红青椒丁、黄芥末、盐、黑胡椒粉、鲜奶油，继续用小火煮几钟，至汤汁浓稠即可熄火。

③将煮好的馅料装入每个烤好的小面包里即可。

4. 米果粥

（1）材料：

①五谷米100克；

②核桃仁、腰果、杏仁豆各50克；

③葵花籽、绿瓜子、松子各20克；

④红糖2～3大匙。

（2）做法：

①五谷米洗净，先浸泡五六个小时，备用。

②核桃仁、腰果连同五谷米一起加水没过，放入电锅内加2杯水蒸煮。

③待开关跳起后，加入其余食材，再加 2/3 杯的水续煮至开关跳起，拌匀即可食用。

5. 可乐饼

（1）材料：

①土豆 4 个；

②奶油 3 大匙；

③低筋面粉 1 杯；

④全蛋 2 个打散；

⑤蛋黄 2 个；

⑥胡萝卜丁、豌豆、玉米粒各 1.5 杯；

⑦油适量；

⑧盐、肉桂粉少许；

⑨白胡椒粉 1 小匙；

⑩面包粉 2 杯。

（2）做法：

①将低筋面粉、盐、白胡椒粉和匀，装入盘中，再另外准备 2 个盘子，分别装入蛋液、面包粉备用。

②将胡萝卜丁、豌豆、玉米粒用奶油炒 5 分钟，起锅备用。

③将土豆洗刷干净，放入电锅蒸熟，然后待凉片刻，仍有余温时去皮，放入大容器捣烂，拌入已用奶油炒过的菜，及蛋黄、盐、肉桂粉、白胡椒粉搅拌均匀待凉。

④将拌好的材料做成直径约 5 厘米的小球，然后将每个小球捏成长圆锥形的可乐饼，每个照顺序裹上面粉混合物、蛋液、面包粉。

⑤以大火将油加热，冒烟时转中小火，将可乐饼一个个放入，翻转时要小心，炸约 3～4 分钟至可乐饼呈金黄色即可起锅，沥掉油分，趁热吃。

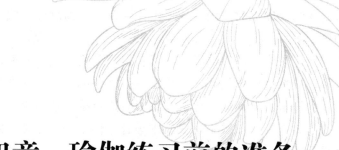

第四章　瑜伽练习前的准备

第一节　瑜伽工具分类及选择

工欲善其事，必先利其器。想要系统地进行瑜伽练习的话，就要先从装备、工具上入手。只有准备好基础装备才能更好地进行瑜伽练习。

瑜伽的历史悠久，所以其流派众多，练习方式上也存在着一些差异，因此导致练习瑜伽需要的工具也有所差异。以下选择一些具有代表性的瑜伽工具进行详细介绍。

一、瑜伽垫

瑜伽垫即进行瑜伽练习时铺在身体下面的垫子。瑜伽垫分为传统瑜伽垫和正位瑜伽垫。

传统瑜伽垫是不带线条的普通瑜伽垫；正位瑜伽垫是带线条的瑜伽垫，不仅有着传统瑜伽垫的功能，还能引导练习者将体式完成得更科学、精准。

瑜伽垫通常由 PVC 发泡、TPE 发泡、橡胶发泡、乳胶、EVA 等材质制成。瑜伽垫表面遍布均匀的颗粒，气泡饱满，无毒无味，手感柔软，再加上其优秀的防滑、回弹和抗撕扯能力，是瑜伽练习者的不二之选。

瑜伽垫可以有效隔绝地面寒气与潮湿，并且抓地力强，能有效保护瑜伽练习者，避免因为打滑而出现意外，再加上瑜伽垫的亲肤性，不仅可以在练习瑜伽时使用，还可以让儿童在上面玩耍，或是作为野外露营的垫子使用。

现在的瑜伽馆大都会向练习者提供公用、免费的瑜伽垫，无须自己准备，虽然这样很便利，但也存在一些弊端。因为在瑜伽练习中会产生大量的汗液，即使瑜伽馆会在练习后进行统一消毒杀菌，但很难保证其消杀是否彻底，如果不彻底，则很容易传染脚气之类的疾病，如果自己携带瑜伽垫，则会免去这些烦恼。

（一）瑜伽垫的选择

1. 根据材质进行选择

（1）TPE 瑜伽垫。这种材质制成的瑜伽垫不含金属元素和氯化物，抗静电效果较好。一张 TPE 垫的重量约为 1.2 千克，其厚度一般为 6～8 毫米，与 PVC 发泡瑜伽垫相比更加轻便。正是因为它的轻便和环保，人们外出时更愿意携带这一款瑜伽垫。

TPE 垫子的优点是质量轻巧、便于携带、方便清洗、在干湿状态下都具有良好的防滑性，而且高纯度的 TPE 垫子是没有气味的，但事实上，在成本和工艺两个方面的局限下，大多数 PVC 发泡材质的瑜伽垫都存在些许难闻的气味。

（2）PVC 瑜伽垫。PVC 发泡瑜伽垫以 PVC 为主要原材料。通常情况下，瑜伽垫中含有的 PVC 成分高达 96% 时，重量约为 1.5 千克。PVC 是一种化工原材料，只有经过发泡工艺处理才能变得柔软，起到缓冲、防滑的作用，我们所使用的有弹性的、柔软的瑜伽垫，就是对 PVC 进行发泡处理之后生产出来的。

PVC 瑜伽垫的特点是物美价廉，并且因为其成本低，大部分卖瑜伽工具的商店都有出售，性价比也很高。

PVC 发泡的瑜伽垫因其本身工艺简单、生产成本低、色彩多样、价格便宜的优点在市面上十分常见，这种瑜伽垫能够满足瑜伽练习者多方面的要求，因此深受他们的喜爱。但是这种瑜伽垫不容易降解和回收再利用，污染性比较大。

（3）EVA 材料瑜伽垫。EVA 材质的瑜伽垫也很环保，有低端的也有高端的，低端的 EVA 瑜伽垫过于偏软，并且味道很重；而高端的 EVA

瑜伽垫，虽然质量很好，但厚度只能达到 4 毫米，因此这种瑜伽垫在国内的市场有限，中东地区是这种瑜伽垫的主要销售市场。

（4）乳胶瑜伽垫。乳胶材质的瑜伽垫通常会在其表面增加一层干草腾，其成本介于 PVC 材质瑜伽垫和 TPE 材质瑜伽垫之间，其也算是环保产品，在美国市场广受青睐。

（5）NBR 瑜伽垫。NBR 材质的瑜伽垫因其太重，且成本不低，所以使用群体比较少，但其耐磨耐滑，并且没有味道。NBR 瑜伽垫通常是黑色的。

（6）瑜伽布垫。瑜伽布垫大部分产自印度，由印度工人辅以精油手工编染。一部分瑜伽练习者认为皮肤长期直接接触塑料材质的瑜伽垫对人身体有害，将这种瑜伽布垫垫在塑料瑜伽垫上，不仅更加柔软亲肤，还能避免皮肤与瑜伽垫直接接触，且瑜伽布垫体积较小，重量较轻便于随身携带，还可以带到瑜伽室中垫在公共瑜伽垫上，练习时更加卫生。但瑜伽布垫本身不具备良好的防滑性，且厚度太薄不适合单独使用。

介绍了以上这几种材质的瑜伽垫，我们不难看出，TPE 材质的瑜伽垫和 PVC 材质的瑜伽垫比较受大众欢迎，为了更直观地看出这两种材质的瑜伽垫的异同，从而更好地进行选择，表 4-1 将其各项属性进行了对比。

表4-1　TPE材质瑜伽垫与PVC材质瑜伽垫的性能对比

	TPE	PVC
味道	无味	有溶剂味道
外观	表面纹路精致	纹路粗糙
缓冲性	佳	普通
抓地性	干湿皆宜	干 / 好，湿 / 差
拉力强度	良好	良好
弹性	最佳	普通
环保指标	可 100% 回收再利用	无法回收造成二次污染
清洗方便性	清洗方便可以擦拭	可擦拭水洗，用清洗剂会有残留
燃烧后	不会产生二噁英 [1]	会产生二噁英

① 一类有毒的含氯有机化合物，有强烈的致畸和致癌作用。

由上表我们可看出,TPE发泡垫子在整体上是优于PVC发泡瑜伽垫的。

TPE发泡垫虽然生产工艺与成本比较高,但是品质好,弹性足、透软、干湿防滑效果优越,并且TPE发泡垫不含塑料,容易进行分解,无论是实用角度还是环保角度都很好。

而PVC垫子虽然造价和工艺低廉,受众较多,但其缺点也很明显,塑料制品不容易被自然降解,并且燃烧后会产生有毒物质二噁英,不仅对人体有害还污染环境。在购买PVC瑜伽垫时还需要注意避免买到由二次料制作的劣质瑜伽垫。

2.根据厚度进行选择

在选择瑜伽垫时,不仅需要考虑材质,还需要考虑厚度。市面上常见8毫米、5毫米、6毫米和3.5毫米这几种厚度的瑜伽垫。一般情况下,初学者比较适合使用偏厚的瑜伽垫,如厚度为6毫米的瑜伽垫,可以有效避免运动损伤。当瑜伽初学者有了一定的经验和基础后,可以换成厚度为5毫米或者3.5毫米的瑜伽垫。如果瑜伽练习者怕硌痛或者肌肤比较娇嫩的话,也可以继续使用较厚的瑜伽垫。

3.根据所练习的瑜伽种类进行选择

如果练习者选择了身体柔韧性方面的训练,在选择时可以优先考虑比较柔软、偏厚的瑜伽垫。以柔韧性训练为主要内容的瑜伽中包含很多坐在垫子上的动作,选择柔软偏厚的瑜伽垫相对来说更加舒适。如果练习者选择了阿斯汤加瑜伽、力量瑜伽或者流瑜伽等需要进行大幅度跳动的瑜伽训练,则可以选择较薄且偏硬的瑜伽垫;如果瑜伽垫太软,反而不便于练习者进行跳跃、站立等动作。

如果练习者选择了相对比较舒缓的瑜伽,就可以选择偏薄的瑜伽垫。当瑜伽垫的厚度达到了5毫米甚至更厚时,练习者就无法感受到与地面接触时的"踏实感",导致动作"失真"。国外大多数瑜伽练习者更倾向于选择较薄的瑜伽垫,就是为了避免垫子过于厚软而产生"失真感"。

（二）瑜伽垫的选购注意事项

第一,瑜伽垫的长度不应短于身高,宽度不可窄于肩宽。

第二,可选择厚度为6毫米左右的瑜伽垫,垫子过薄会导致练习者的关节接触地面时被硌痛,垫子过厚时,练习者做站立和跳跃等运动时很难保证稳定。（初学者通常比较适合使用厚度为 7 毫米的瑜伽垫）。

第三，选择弹性合适的瑜伽垫，可以用手捏压垫子，如果手指很轻松就能捏到一起，则说明垫子过于柔软，这种瑜伽垫即便很厚，也很容易在接触地面时硌痛关节；过硬的瑜伽垫也不利于瑜伽的训练，一是训练者柔嫩的肌肤接受不了；二是其容易断裂，不易于卷起收纳。所以一定要挑选弹性适中、软硬适中的瑜伽垫。

第四，选择均匀的瑜伽垫。挑选瑜伽垫时，可先铺平瑜伽垫，观察垫子的发泡是否均匀，如果瑜伽垫的发泡不均匀，就很容易在使用时破损，而且无法修复。

第五，选择轻重适中的瑜伽垫。重量合适的瑜伽垫便于携带，过重的瑜伽垫会不利于搬运。

第六，瑜伽垫的防滑性也很重要。挑选时可先平铺垫子，再用手掌用力按压瑜伽垫，同时用力向前推，如果手在瑜伽垫上滑动或者瑜伽垫在地面上向前滑动，都说明该瑜伽垫不具备良好的防滑性，在训练过程中容易产生不必要的伤害。

二、瑜伽铺巾

瑜伽铺巾是一种可以铺在瑜伽垫上使用的瑜伽工具，其作用是减少训练者与瑜伽垫的接触，使瑜伽垫的使用寿命更久，并且方便清洗，同时还起到一定的防滑作用。

瑜伽铺巾是采用毛巾布料，并且在底部添加硅胶颗粒增加其防滑效果，使铺巾在使用过程更加稳定。

（一）瑜伽铺巾的选择

第一，根据瑜伽铺巾的重量来选择，瑜伽铺巾使用的面料成分、质地都相同时，偏厚的铺巾通常性价更好。

第二，根据瑜伽铺巾背面的硅胶粒进行选择，要挑选硅胶饱满、圆润的，这样的铺巾防滑性更强。

第三，根据瑜伽铺巾的材质进行选择，要选择 100% 超细纤维材质的，这种材质比纯棉材质效果更佳。

第四，应选择结实耐用的瑜伽铺巾，可优先考虑使用八条高弹涤纶线锁边的瑜伽铺巾。需要注意的是，有些商家在制作瑜伽铺巾时使用的是仿涤纶材料，且仅用了四条或者六条锁边线来制作瑜伽铺巾，这种瑜伽铺巾质量差，不耐用。

（二）瑜伽铺巾的具体作用

第一，铺在瑜伽垫上可起到及时吸收汗水的作用。

第二，防止吸入瑜伽垫上残留的细菌、皮屑等。

第三，瑜伽铺巾在制作时采用了吸附能力更强的超细纤维材料，这种面料不仅吸水速度快，还能够快速干燥。

第四，瑜伽铺巾背面有硅胶防滑颗粒，可以使铺巾在瑜伽垫子上固定不易滑动，能有效辅助瑜伽中的伸展或平衡动作。

第五，相较于瑜伽垫，瑜伽铺巾质地更轻，更方便携带，可以铺在公共瑜伽垫上起隔离的作用，更卫生、便捷。

第六，瑜伽铺巾可机洗，方便清洁。

三、瑜伽服

瑜伽服即练习瑜伽时所穿的衣服，上衣分长袖、半袖、短袖、背心和吊带几个种类；裤子主要分为紧身和宽松两大类。

练习者可以根据自身需要，选择自己喜欢的款式进行搭配，但是建议选择可以遮住肚脐的服饰。

瑜伽服选购时可以从以下几个方面入手。

（一）从质地上入手

在练习瑜伽时，身体会出大量的汗，所以在选瑜伽服时，除了要考虑到衣服的弹力和舒适性外，还要考虑其吸汗性和速干性，综合来看，竹原纤维的瑜伽服更适合练习瑜伽，因其具有柔软、有弹性、吸汗、速干的全面性，在瑜伽运动中穿着会更舒适。

（二）从款式上入手

瑜伽服款式应尽量挑简洁、大方、利落的，并且衣服上不要有配饰或结、带子之类的，防止在训练时造成不必要的伤害，或硌痛自己。同时也要以可以舒适地伸展四肢为目标去选瑜伽服，切不可因为款式好看，而选择拘束或不适合自己的瑜伽服。

（三）从数量上入手

因为练习瑜伽时出汗量比较大，所以应该准备两套以上的瑜伽服。尤其是练习高温瑜伽时，更应该多准备几套瑜伽服，用于清洗替换。

总之瑜伽练习者要结合自身情况，选择吸汗、舒适、无束缚的瑜伽服，这样在瑜伽练习中，才会更放松。

四、瑜伽拉力带与瑜伽健身球

（一）瑜伽拉力带

瑜伽拉力带长 1500 毫米，宽 150 毫米，主要使用天然橡胶制作，具有强度高、弹性好、综合性能好的特点。瑜伽拉力带通常具备良好的韧性和回弹性，可辅助瑜伽练习者顺利完成各种动作，帮助练习者成功塑形。

女性和青少年相对来说，更适合使用拉力带进行瑜伽练习。使用瑜伽拉力带能够帮助他们更充分地舒展身体，锻炼全身肌肉，有助于他们更好地控制伸展距离，保持稳定的动作，将身体曲线塑造得更加完美。瑜伽拉力带还能够增加瑜伽练习的趣味性，使瑜伽练习不再单一、枯燥，瑜伽拉力带也因此成为瑜伽运动的最佳辅助用品。

（二）瑜伽健身球

瑜伽健身球体积庞大，最高可承受 200 千克的压力。健身球是一种新兴且带有趣味性的瑜伽健身器材。

健身球运动源于瑞士。最初，运动神经受损的人将健身球视为一种康复医疗设备，用于恢复运动能力和平衡能力。随着人们越来越重视健身球对颈、背、膝盖、腰以及髋骨等部位的康复和协调作用，健身球得以大范围地普及推广，逐渐成为瑜伽领域非常流行的运动。

第二节 瑜伽训练前的静心与热身

在瑜伽运动进行前，需要先进行静心与热身，这样才能避免练习者在运动中受到伤害，静心可以使练习者平静下来，更方便练习者在运动中与自身心灵建立联系。通过练习前的静心和热身运动，会使练习者在瑜伽训练中更快地进入状态，有助于提高其训练效果。以下示范一些简单有效的瑜伽静心与热身的体式动作。

一、简易坐式

盘腿坐在地面上对于一部分人可能稍有点困难，但是练习一段时间，就会顺利盘腿而坐，请不要因为开始时的一些困难就放弃瑜伽练习，多一些耐心，可通过双手撑地或者倚靠墙壁使体式简单一些。

简易坐式具体步骤如下。

第一步：坐在地面的垫子上。

第二步：屈膝，双腿交叉。

第三步：膝盖高度压至胯部下方并保持放松。

第四步：将脊柱向上伸展，颈部向上拉伸，使髂骨紧贴瑜伽垫。

第五步：将上臂向后扩展，将胸部展开挺起。

需要注意的是，如果在练习时觉得自身膝盖不适，可以将膝盖下方垫上瑜伽垫或瑜伽砖来维持姿势，等动作熟悉后，再慢慢撤下去。

在整个过程中，可以通过调整姿势，直至感觉找到了中心点，可以维持自身平衡。简易坐式的完成动作如图4-1所示。

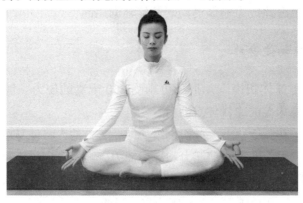

图4-1 简易坐式

简易坐式既能起到舒展关节的作用，又能安定练习者的心神，是瑜伽静心与热身准备的不二之选。

二、婴儿式

婴儿式是瑜伽中一种十分有效的放松热身体式，在瑜伽练习开始或结束时都适合做这个体式，除此之外，在瑜伽的拜日式训练过程中，也需要用到婴儿式。还有一些瑜伽训练中将其当成休息体式。婴儿式中，要先深度合拢髋部，将腹部向大腿贴近，然后再将前额抵在瑜伽垫上，将会获得更好的放松效果。婴儿式具体步骤如下。

第一步：从四角跪姿开始，将自己的髋部向后贴向脚后跟，前额抵在瑜伽垫上。如图 4-2 所示。

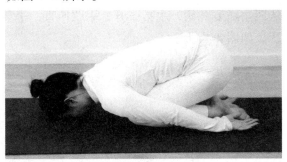

图 4-2　婴儿式（1）

第二步：手臂向前伸出，手掌贴于瑜伽垫上方。（注意手臂要舒展、伸直。）如图 4-3 所示。

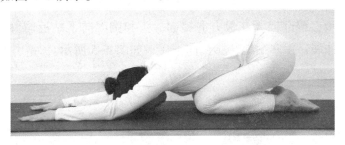

图 4-3　婴儿式（2）

如果训练者的膝盖有伤痛不能折叠，切勿勉强做此动作，否则容易造成二次伤害。

初学者如果无法将头触及地面，可以在自己前额下垫一些增高物，来慢慢适应，切勿因为心急而导致身体损伤。

婴儿式是瑜伽中放松伸展效果极佳的体式之一，在瑜伽正式练习前先练习婴儿式，可以有效地舒展身体的筋骨和肌肉，并且可以平稳心绪，使练习者快速进入状态。

三、小狗伸展式

小狗伸展式是婴儿式与下犬式的结合体式，这是一个锻炼比较全面的体式，主要用来唤醒练习者身体的各项机能。小狗伸展式可拉伸训练者的背部肌肉和腋窝，使其得到良好的伸展，更为放松，在做小狗伸展式时还需注意不要过度地拉伸腋窝，同时也不要让腰沉下去。小狗伸展式的具体步骤如下。

第一步：从四角跪姿开始，手指张开，手臂伸直，手掌轻轻向前滑，并将脚趾向下压。如图4-4所示。

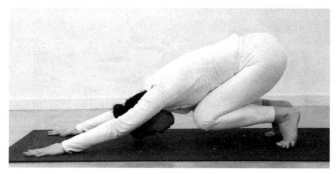

图4-4　小狗伸展式（1）

第二步：臀部向天花板方向提起，头和胸部向下贴近瑜伽垫，将手臂向前方伸展，手掌贴地，脚趾向下压。如图4-5所示。

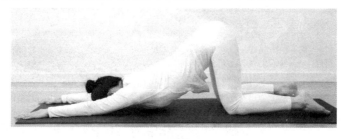

图4-5　小狗伸展式（2）

第三步：尽量放松身体，臀部保持在双膝上方，脚趾向下压，向地面方向放松胸部和喉部，使胸部和下巴尽可能地贴在地面上，并保持双臂向前伸直，手掌贴于地面，如图4-6所示。

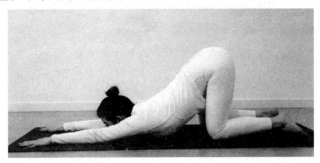

图4-6　小狗伸展式（3）

肩部有损伤疼痛的练习者不适合此体式的练习，以免造成身体的二次伤害。

如果初学者无法将前胸与下巴触及地面，可以在胸下垫上垫子，切记要量力而行，不要硬压或勉强伸展，以免造成不必要的身体损伤。变式如图4-7所示。

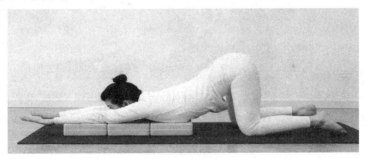

图4-7　小狗伸展式变式

四、猫式／狗式

如果热身时间较为紧迫，猫式／狗式体式是一个很好的热身体式，这种简单的串联体式可以有效地调动并激活身体的肌肉与关节，适当地进行伸展或弯曲，可以使脊柱更加柔软灵活，从而辅助练习者调整动作和呼吸。猫式／狗式具体步骤如下。

第一步：依旧从四角跪姿开始，保持自身脊柱处于正中间的位置，双臂伸直向肩膀正下方垂直支撑身体，手掌朝向前方，两个小腿应保持平行，脚趾向后方。如图4-8所示。

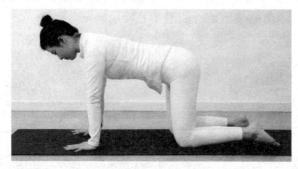

图4-8　四角跪姿

第二步：呼气，向下卷曲尾骨，收腹，向内收下巴，眼睛看向膝盖。如图4-9所示。

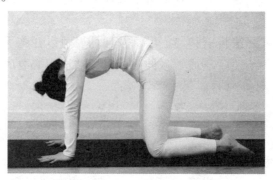

图4-9　猫式/狗式（1）

第三步：吸气，提升尾骨，脊柱下沉，抬头向上看。如图4-10所示。

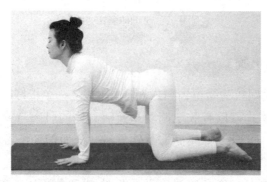

图4-10　猫式/狗式（2）

猫式 / 狗式体式的练习过程中可以感受呼吸与脊柱起伏的协调一致性，闭上眼体会，感受更明显。

五、膝胸式

膝胸式与猫式 / 狗式一样，都是比较简单，容易做的体式，在进行膝胸式训练时甚至不用离开床，并且可以用这种体式来放松背部。该体式是借助重力来拉伸背部、臀部和腹股沟的肌肉群，是懒人练瑜伽的首选热身体式。膝胸式具体步骤如下。

第一步：全身放松躺平，如图 4-11 所示。

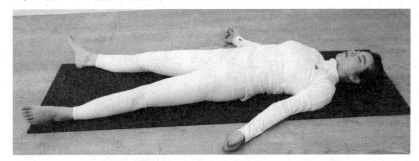

图 4-11　膝胸式（1）：躺平

第二步：呼气，将双膝贴向胸部，并用双手环抱双膝。然后吸气舒展身体变为第一步的平躺，呼气再继续收缩，环抱双膝贴至胸部。呼气时动作如图 4-12 所示。

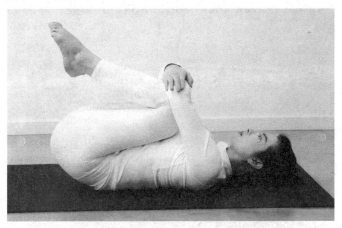

图 4-12　膝胸式（2）：呼气时动作

练习小贴士：在进行膝胸式练习时可以将膝盖并拢然后再分开，会有拉伸感。

六、快乐婴儿式

快乐婴儿式比膝胸式增加了一些挑战性。该体式是练习者通过双手接触自己的双脚，从而使背部与腹股沟得到最大拉伸，以舒展筋骨和肌肉，从而达到热身和深度放松的目的。快乐婴儿式具体步骤如下。

第一步：躺平，和膝胸式的躺平姿势一样。

第二步：呼气，将双膝贴向训练者的胸部，双膝从折叠状态打开，然后用双手握住脚内侧呈弓形。如图 4-13 所示。

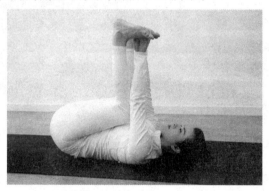

图 4-13　快乐婴儿式（1）

第三步：训练者的脚底应该朝向天花板；膝盖移向腋窝下方。如图 4-14 所示。

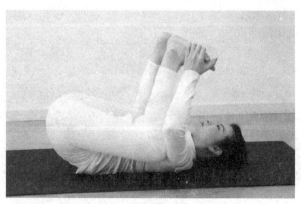

图 4-14　快乐婴儿式（2）

第四步：每一次呼气时轻轻地将膝盖贴向腋窝，吸气时轻柔地分离。（如图 4-13 与图 4-14 之间反复进行练习）。

注意：如果不能同时触到自身双脚，务必不要勉强，可以每次只接触一侧脚部进行练习。

快乐婴儿式体式的正确姿势是训练者的背部、肩部、臀部与头部都贴于瑜伽垫上，头部、肩部与臀部都不能翘起。正确姿势与错误姿势对比如图 4-15 所示。

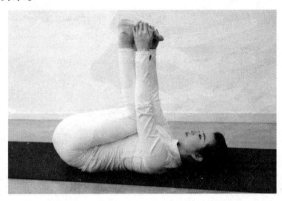

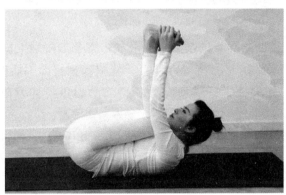

图 4-15　快乐婴儿式正确与错误姿势对比

快乐婴儿式热身体式主要训练背部肌肉与筋骨，在练习过程中要多体会背部的感觉。

七、下犬式

下犬式是瑜伽中重要的体式之一，能强化训练者全身的力量与灵活性。初学者刚接触该体式时可能只能坚持几个呼吸的时间，但随着训练时间的推移，训练者的身体会更具有力量和柔韧性，练习的时间也会增加。

下犬式看起来很简单，但其实该体式对训练者的身体素质要求很高，并且体式中间也有许多变化，这个体式中既有向前的弯曲也有反向的动作。下犬式很好地引入了反转的动作，加强了该体式自身的训练强度与益处。下犬式具体步骤如下。

第一步：从四角跪姿开始。如图 4-16 所示。

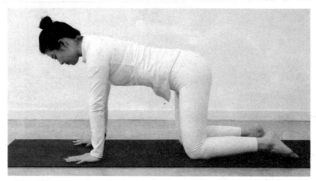

图 4-16　四角跪姿

第二步：在四角跪姿的基础上，吸气，将臀部慢慢上提，双膝分开，和双脚的宽度一致。尽力将双臂伸直，使腕部到肩部的肌肉有拉伸的感觉，双手紧压在地面上，借助脊椎和臀部的力量拉伸背部。如图 4-17 所示。

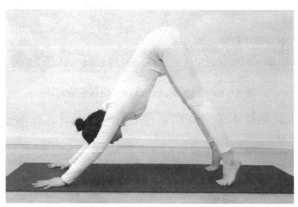

图 4-17　下犬式（1）

第三步：双腿慢慢挺直，上半身也保持挺直，脚趾张开，脚踩向地面，脚趾所指方向与手指方向一致。如图 4–18 所示。

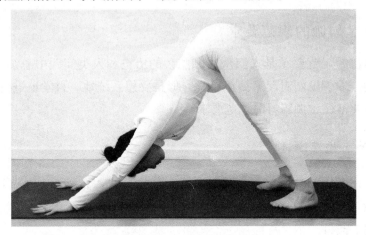

图 4–18　下犬式（2）

注意：患有高血压与偏头痛和腕关节综合征的人不适合下犬式的训练，低头向下的支撑动作会导致头部充血，引发危险。

如果初期练习感觉绷直双腿十分困难的话，务必不要强行挺直，可以适当地弯曲膝盖或是踮起脚尖，等后期身体素质都提高上来，再依照标准动作进行练习即可。

在任何运动中，热身准备都是格外重要的环节，练习者一定不能忽视这一准备环节，这是保护练习者在运动中尽可能地不受到伤害的必要环节。

以上介绍的七种瑜伽静心热身体式，都能最大限度地调动练习者身体各部分的肌肉，并且可以安稳训练者心神，是瑜伽系统训练中热身环节最好的选择。

第三节　瑜伽的规范要求与相关禁忌

瑜伽虽然是一种有益身心的运动，但是如果盲目或不规范地进行训练，很容易造成肌体损伤，适得其反，有一些难度较高的动作更有可能因为不规范的练习而造成更大的危害，所以一定要系统地、科学地进行瑜伽训练。

想要科学、系统地进行瑜伽训练，就需要明确瑜伽的规范要求与相关禁忌，下面将从这两个角度入手，进行详细的阐释。

一、瑜伽的规范要求

瑜伽的规范要求是人们从瑜伽悠久的历史和人类实践中总结与概括出来的。瑜伽虽然看起来简单易学，但是要想系统地、科学地进行练习，就必须要遵循瑜伽练习的规范要求。[①]

（一）循序渐进

循序渐进是指在运动时，要从较少的运动量逐步增至正常或较大的运动量；瑜伽习得动作要从简到难，从基础到高阶。在瑜伽训练时务必注意以下两点。

第一，瑜伽练习是个螺旋上升的过程，切勿急于求成。必须根据练习者自身的实际情况来选择瑜伽训练的难度与强度，要做到量力而行，不要攀比。尤其要注意瑜伽练习结束后是否会产生过度的疲劳感，如果过度则证明选择的瑜伽在强度和难度上与自身的身体素质并不匹配，要重新进行调整。

第二，瑜伽练习虽然看上去比较舒缓，但是每个体式都有不同的难度，练习者要遵循循序渐进的要求，在入门阶段选择简单的，然后再根据自身的具体情况逐步增加难度。特别要注意的是，如果瑜伽练习有中断期的话，在恢复继续练习时，也要重新开始选择难度小的、简单的动作进行练习，时间宜短不宜长，防止在中断训练后再突然高强度的训练导致身体受伤。

（二）全面发展

全面发展是指在瑜伽练习中，需要追求身心统一的全面发展，二者缺一不可。在练习过程中就要注意以下两点。

第一，在瑜伽练习中，注意力不要全部集中在体式动作上，要将内心平静下来，放空大脑，身心一体地去做体式。在练习瑜伽之前，也应

---

① 赵芳.瑜伽[M].芜湖：安徽师范大学出版社，2010：20.

该考虑到练习内容是否包含冥想之类的修心训练，尽可能地做到身心统一发展。

第二，在瑜伽全面练习的基础上，练习者需要遵循全面发展的要求，有目的、有意识地加强实用性和针对性的瑜伽练习。

（三）区别对待

瑜伽不同于其他竞技运动，瑜伽追求的至高境界是练习者的身心统一，无关他人。所以在制订训练目标和训练过程中，应该以自身的具体情况作为唯一的参考依据，在瑜伽体式和强度上，根据自身情况做到区别对待，使瑜伽练习更有针对性。

如果练习者是女性的话，那么要在其生理期避免进行腹部用力或倒立类型的体式训练。

如果练习者有关节炎的话，就应该避免选择强度较大，需要膝关节、腕关节支撑类型的体式练习，在练习过程中也要更为轻柔，将运动幅度减小。

而如果练习者有慢性疾病的话，就需要在专业人士指导下，选择一些适合的、有针对性的体式进行练习，从而达到强身健体的效果。

瑜伽的练习在难度上要遵守区别对待的规范要求，选择符合自身能力的瑜伽动作进行练习，尤其是初学者，不可贸然选择难度系数大的动作，不要盲目地做超出自己能力所及的瑜伽动作。

在训练目标或需求上也要遵守区别对待的规范要求，要根据训练目的来选择适合的、有针对性的练习方案进行练习，比如，训练者处于更年期，希望通过瑜伽获得安稳心神的效果，这时候就可以将冥想作为主要练习项目进行训练，以放松身心，驱赶烦躁，最终达到平静心神的目的。

（四）健身的 FIT 要求

当人类为了获得健康而进行运动时，必须以 FIT 为基本要求。FIT 是指频率（frequency）、强度（intensity）、时间（time）三个英文单词的缩写。FIT 要求健身者以周为单位，科学调控锻炼的频率、时间和强度，安全有效地进行瑜伽训练，从而达到理想的健身效果。

1. 频率

即练习者每周锻炼的次数。瑜伽运动比较缓和，适合每日进行训练，但是，日常中可能很难达到每日训练的频率，可以将频率进行缩减，变成一周三次。不建议瑜伽训练间隔时间较长，长时间中断练习的话，瑜伽的练习效果很难延续，再次练习时还要重来，因此每周适宜的瑜伽练习次数是 3 ～ 7 次。

2. 强度

强度指运动量。监测健身者的心率有助于快速了解其有氧运动的强度，便于进行实时调控。实验表明，当心率处于 110 ～ 170 次 / 分钟时，人体的运动强度与心率之间存在一定的线性关系，而运动强度的观测可以通过测定颈动脉或者桡动脉来实现。在实际锻炼中，控制心率在健身者本身最大心率的 60% ～ 80% 最为适宜。我国有一种最大心率测算公式，它以健身者的年龄为依据，该公式为：女子 =223-0.8× 年龄；男子 =220-0.7× 年龄。

在进行瑜伽练习时，健身者应做好运动强度实时监测，使其保持在适当的范围内，并根据自身差异进行调整，选择适合自己的训练强度。

3. 时间

时间指健身者每次健身的运动时长。通常情况下，持续进行瑜伽锻炼 20 ～ 30 分钟，就能够使心肺循环系统的耐力在这种有节奏的有氧运动中得到有效提高。需要注意的是，瑜伽运动持续的时间控制在 90 分钟内比较适宜。但由于现今社会节奏快，如果练习者无法一次抽出这么多时间进行练习，那么也可以利用碎片时间进行零碎的练习，以达到舒缓身心的目的。

二、瑜伽的相关禁忌

第一，情绪波动时不宜练习瑜伽体式。瑜伽属于身心统一的运动，如果在不良情绪明显，如过于焦虑、紧张和生气的状态下，会导致练习者肌肉群紧张，在做体式时很容易受伤。在情绪不稳定的时候，如果一定想要做瑜伽运动的话，建议选择冥想，可以安稳心神。

第二，练习者如果在经过几节课后，仍然觉得肌肉酸痛难忍，那么很有可能不适合瑜伽运动。有些人天生身体的柔软度与柔韧性就不好，而瑜伽运动的侧重点就是柔韧度与协调性的锻炼，如果每次练习瑜伽后都会出现肌肉疼痛，甚至关节疼痛的情况，很可能就是因为练习者的柔软度不够而导致的肌腱发炎和关节损伤。这种情况频繁的话，建议停止瑜伽练习，身体健康最主要，不能本末倒置。

第三，骨质疏松症患者不适合练习瑜伽。在进行瑜伽时，大多数瑜伽体式都需要将身体全部的重量压在手或脚上，如果练习者患有骨质疏松症，则很可能因为其核心肌肉群无法提供足够的力量支持，导致支撑身体的手肘难以承受压力而容易发生骨折。

第四，眼压过高和高度近视者不适合瑜伽中的倒立或头向下的体式，因为前弯或倒立会增高眼压，如果再加上练习者本身过高的眼压和近视度数，容易造成不可逆转的视觉神经损伤。

第五，身体状况不佳者、大病初愈或骨折康复初期者，均不适宜进行瑜伽练习。瑜伽对练习者的身体素质有一定的要求，要在身体状态良好的情况下进行锻炼，可提高身体素质；如果练习者没有良好的身体状态，其韧带、关节、肌群就无法将其应有的力量发挥出来，从而容易对人体造成二次伤害。

第六，癫痫、大脑皮质受损者不适合进行瑜伽。因为瑜伽运动的体式中大多都会牵扯或伸展颈椎，而如果练习者患有癫痫或是大脑皮质损伤，那么前后伸展、弯曲时很容易发生危险。

第七，血液凝固快的患者应避免瑜伽运动，因为瑜伽需要摆位固定、伸展扭转，这个过程中很容易引起身体末梢血流减少，加快血液凝固的速度，从而容易引发心脑血管疾病。

在正式进行瑜伽练习之前，练习者应该明确瑜伽的禁忌与规则要求，只有这样才能明确自己如何更系统、科学地进行瑜伽锻炼。

第五章 气息·瑜伽——呼吸法训练

第一节 瑜伽呼吸法的作用与要求

呼吸是人类维持生命的必需条件。自婴孩呱呱坠地发出第一声啼哭开始，便有了呼吸；当呼吸彻底停止时，就意味着生命的结束。呼吸是人类无意识的本能，它贯穿了人类的一生；呼吸是那么自然，以至于在日常生活中没有人对其时刻关注。一旦呼吸受到某种因素的影响突然变得十分急促甚至难以维持时，人们才会感受到呼吸的重要。能量能够激活宇宙万物的创造力，而呼吸能够为宇宙万物带来能量。

呼吸是瑜伽生命力的扩展；是能量自然流动的外在表现；是人的情绪转化为外在表现的媒介物。练习者通过呼吸可以增强其对自身能量流动性的感知，还可以帮助他们在练习时放松、舒展身体。[1]

呼吸法是瑜伽的中心，无论是冥想中还是体式法中，甚至在休息术中都需要呼吸来配合，可以说呼吸贯穿于瑜伽的整个练习过程中。瑜伽呼吸法是指借助胸腹和肩部，通过鼻腔进行的气息练习，需要练习者有意识地对呼与吸进行控制，从而达到某种状态。它区别于自然呼吸，有一定的要求和方法。

---

[1] 唐译.图解瑜伽大全[M].呼伦贝尔：内蒙古文化出版社，2011：68.

一、瑜伽呼吸法的作用

呼吸是人类生存的基本要素，而好的呼吸更是身心健康的重要基础。人体通过呼吸吸入充足的氧气，促进血液循环，再把能量供给全身。因此，保持健康的秘诀之一就是自然绵长的呼吸，这也就需要人体在呼吸的"吸"状态下吸入充足的氧气。然而，在日常生活中，许多人的呼吸都是呼吸系统自主而无意识的浅式呼吸，这样就导致供氧不足，久而久之对人体健康极为不利。[①]

瑜伽呼吸法的作用就是让机体充分呼吸，为人体各组织提供充足的氧气。在瑜伽练习中，呼吸法可以将身体与精神世界相连接，通过进行呼吸法的训练，不仅可以使机体摄取更多的氧气用以维持身体的正常工作，还能平稳心神，调节练习者的情绪与注意力。

二、瑜伽呼吸法的要求

瑜伽呼吸法也称为调息法，主要用来唤醒练习者的活力，同时平复稳定他们的心神。在练习瑜伽呼吸法时有以下几个要求。

（一）在练习时须用鼻呼吸

瑜伽运动中的呼吸法大多都是用鼻呼吸，只有少数特殊要求下才采用嘴呼吸（如水下瑜伽）。使用鼻呼吸可以过滤并增加空气的温度与湿度，使其更温和，避免刺激呼吸系统。

需注意的是，在瑜伽呼吸法训练中。因为主要依靠鼻呼吸进行的，所以一定要保持鼻腔的洁净，以保证呼吸的顺畅。感冒鼻塞期间不建议进行呼吸法训练。

（二）练习地点选择安静通风的场所

练习瑜伽呼吸法的最佳地点是干净、安静并通风良好的场所。需要注意的是，不要挑选阳光直射（清晨的阳光直射除外）的地点进行练习，

---

① 王莉，周贤彪．瑜伽练习的功效概述[J].当代体育科技，2021，11（28）：224-226.

避免发生中暑等意外，同时也不要在比较寒冷的环境或是空气较为污浊的环境中练习。

（三）不要将放松与不良姿势混淆

练习瑜伽呼吸法时，可以根据具体的呼吸法采用不同的姿势进行练习，但需要注意的是，虽然呼吸法讲究练习者的全身放松与自然状态，但这并不意味着练习者可以使用不良姿势（如佝偻着腰肩）进行练习。瑜伽很注重练习者的形体，切不可将放松与不良的形体姿势混淆。

（四）练习时间适宜

饭后 3～4 小时和空腹这两个状态最适合练习瑜伽呼吸法，因为饱餐后练习瑜伽呼吸法会对消化系统和血液循环造成影响。

（五）呼吸要有一定的自然节奏，避免过度用力

瑜伽呼吸法讲求自然，在练习时要有一定的自然节奏，不能憋气太久也不能短促呼吸，其比较适合的节奏是吸气 8 秒钟，屏气 4 秒钟，呼气 8 秒钟，以此为循环。在练习瑜伽呼吸法的过程中需注意，不能太过用力吸气和屏气，这样不利于练习者的心脑血管健康，容易出现突发的危险，切记不要急于求成，要循序渐进。

第二节　瑜伽呼吸法的主要方式

一、自然呼吸法

人类平时使用的呼吸法就是自然呼吸法，也是生命呼吸法。自然呼吸法是人类与生俱来的能力，象征着人类的生命活力。自然呼吸法主要有三点特征，如表 5-1 所示。

表5-1 自然呼吸法的三个特征

器官	吸气	呼气
骨盆	扩张、下降	收缩、上升
锁骨	上升	下降
上臂	向外旋转	向内旋转

自然呼吸法的这三个特点在婴儿身上有最明显的表现。当人的情绪或者精神受到刺激时，就会下意识地抑制自然呼吸，这时，自然呼吸法在抑制状态下就变成了轻浅快速的胸式呼吸法和腹式呼吸法。虽然这样的转换在一定条件下对人体有益，但长期使用这种受限制的呼吸法就会养成不良的呼吸习惯，使人在快节奏的生活中以及多种情绪的压力下而丧失最自然的呼吸习惯。

在使用自然呼吸法呼吸时，人体的腹部会发生自然的起伏，这种现象是由负责呼吸活动的膈发生移动造成的，膈位于人体胸腔底部，是胸腔与腹腔之间的一块膜状肌肉，膈是胸、腹腔的分界线。人吸气时，膈会下移扩充胸腔的空间，将空气吸入肺部，这时，下移的膈占据了腹腔的部分空间，将腹腔撑大，因此，人体在吸气时腹腔也会随之变大。呼出气体后，膈会回到原来的位置，胸、腹腔也会随之恢复到正常的状态。

二、腹式呼吸法

这是瑜伽运动中最基础的呼吸方法，也是最重要的一种。腹式呼吸法可以减少胸腔的运动，增强膈的运动，在呼吸时要保持胸腔不动，只有腹部随着吸气和呼气的动作起伏。如果坚持练习一段时间的腹式呼吸法并养成了习惯，就可以在日常生活中或练习瑜伽时使用这种呼吸方法。腹式呼吸法的练习方法如下。

（1）练习者需要保持舒适的站姿、坐姿或者仰卧的姿势，全身放体，可将一只手置于腹部肚脐处，自然呼气和吸气。

（2）吸气，以最大限度地向外扩张腹部，使腹部鼓起，胸部保持不动。

（3）呼气，腹部最大限度地收缩，外部表现为自然凹陷，胸部保持原来的状态不动，呼出肺中的全部废气，在这个过程中膈自然上移。往复循环，依照呼吸的节奏控制腹部的起伏，感受腹部在呼吸过程中的起与落。腹式呼吸可以有效地减去腹部多余的脂肪。[①]

腹式呼吸法的注意事项：在刚开始进行呼吸练习时，初学者往往很难感受到腹部的起伏，此时不要急于求成，更不要气馁，只要集中注意力感受腹部在呼吸过程中的起伏节奏，坚持练习一段时间，就能够掌握腹式呼吸法了。腹式呼吸法的直观吸气、呼气状态差别如图 5-1 与图 5-2 所示。

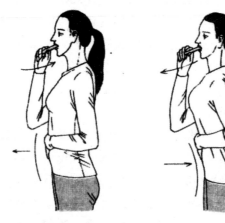

图 5-1　吸气：腹部鼓起　　图 5-2　呼气：腹部凹下

三、胸式呼吸法

胸式呼吸法需要利用肺中间的部位，使胸腔有规律地扩张和收缩来进行呼吸。这种呼吸方法与腹式呼吸法相比，呼吸同等的空气会耗费更多的力气。胸式呼吸法更多地用于紧张状态下或者运动状态下的呼吸中。胸式呼吸法的练习方法如下。

（1）选择舒适的站姿、坐姿或仰卧的姿势，全身放松，自然地进行呼吸。

（2）吸气时，在保持腹部不动的情况下将胸部最大限度地逐渐向上、向外扩张。

（3）呼气时，使胸腔慢慢放松下来，在保持腹部不动的情况下，向下、向内收缩胸腔，将全部废气排出去。

---

① 　唐译.图解瑜伽大全[M].呼伦贝尔：内蒙古文化出版社，2011：54.

胸式呼吸的直观吸气、呼气状态差别如图 5-3 与图 5-4 所示。

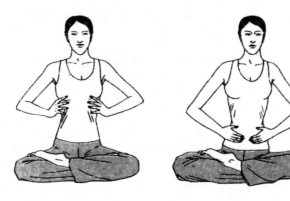

图 5-3　吸气：胸部外扩　　图 5-4　呼气：胸部内收

四、肩式呼吸法

肩式呼吸法又称为锁骨式呼吸法，呼吸时肩膀与锁骨不停地上下耸动，是通过肺上叶进行呼吸的一种方式。在使用肩部呼吸法时，把手放在上胸位置上，食指放在锁骨处，会感觉到在吸气时，上胸部会慢慢升高。但是即使很努力地吸气，这个部位的变化还是细微的。当人处于悲伤、痛苦的情绪时，经常会不自觉地使用肩式呼吸。

在肩式呼吸中，由于肩膀上下不停地耸动，导致只有肺的上部在运动，而且由于膈不断向上的缘故，进入肺部的空气变得稀少，所以长久以往，不利于人的健康。但作为瑜伽呼吸法的一种，只在训练时坚持练习，就可以强化肺部，并且对练习者颈肩的疲劳状态和手肘的麻痹状态，均有显著改善。

五、完全呼吸法

瑜伽完全呼吸法涉及喉、胸和腹三个部位。练习者可以借助瑜伽完全呼吸法将肺部滞留的废气全部排出去，再向肺部吸入新鲜的氧气。

完全呼吸法明显不同于腹式呼吸法：在使用完全呼吸法呼气时，练习者的胸廓仍处于扩展状态，这种状态与腹式呼吸法的吸气状态比较相似；使用完全呼吸法吸气时，练习者需要收紧下腹部的肌肉，从外部可以看到练习者躯干的侧面产生了扩展，而使用腹式呼吸法吸气时，训练者的腹部会逐渐上升。

为了更直观地了解腹式呼吸法与完全呼吸法的差别，可参考表5-2所示。

表5-2 腹式呼吸法与完全呼吸法的差别

呼吸方式	吸气	呼气
腹式呼吸法	腹部上升	收缩胸廓
完全呼吸法	收紧腹肌	外扩胸廓

（一）瑜伽完全呼吸法的练习方式

（1）练习者选择仰卧或舒适的站姿或坐姿，全身放松，脊柱尽可能舒展挺直。

（2）缓慢加深并拉长吸气，腹部鼓起，随后将自身胸部鼓起，双肩可以略微抬高，使腹部和胸部扩张到最大程度；然后再慢慢地呼气，腹部、胸部随之呈反向运动。整个呼吸过程，身体各部位都要和谐、流畅。

（二）瑜伽完全呼吸法的作用

（1）瑜伽完全呼吸法可以增加人体的氧气摄入量，使练习者的肺活量增大，机体活力与耐力增强。

（2）经常练习瑜伽完全呼吸法可以预防感冒、哮喘等呼吸道疾病，增强练习者呼吸系统的活力。

（3）瑜伽完全呼吸法可以促进人体消化器官的活动，预防或缓解消化系统方面的疾病。

（4）瑜伽完全呼吸法可以改善练习者的睡眠质量，缓解压力与焦虑等负面情绪，消除紧张感，放松身心。[①]

（三）瑜伽完全呼吸法的注意事项

在练习瑜伽完全呼吸法时，练习者务必不要急于求成，整个训练过

---

① 曹彦.《金七十论》的解脱观探析：兼与《瑜伽经》进行比较 [J].宗教学研究，2019（2）：120-127.

程应该缓慢、顺畅并轻柔，是一种一气呵成的流畅状态。练习者的身体应轻轻上下起伏，每个阶段都是相关联的，不可分开来做。

六、喉式呼吸法

喉式呼吸法比较适合孕妇练习时使用，也被叫作胜利式呼吸法。使用喉式呼吸法进行呼吸练习时，需要练习者有意识地将会厌[①] 收紧，使气流从喉头的后端通过，气流通过时会有声音产生。吸气时，气流的流动会产生"沙"的声音，呼气时，气流流通会产生"哈"的声音，按照一定的韵律节奏进行呼吸，就会产生如波浪一般的声音。

（一）喉式呼吸法的训练方法

在练习喉式呼吸法之前，练习者应先进行深呼吸，使胸腔与肺部充满空气，再深深地将废气呼出去。练习者使用鼻子呼吸时，需要将喉咙后面的肌肉轻微收紧，从而在吸气时发出"沙"的声音，呼气时发出"哈"的声音。

需注意的是，喉式呼吸法中需要一直保持均匀而平静的呼气与吸气，这样做的目的是保持气流的平衡，从而安定练习者心神。

（二）喉式呼吸法的特点

在练习喉式呼吸法时，练习者需要关闭咽喉后部的声门的一部分，收紧位于咽喉根部挨着锁骨位置的肌肉再进行呼吸。关闭声门意味着关闭了进出空气的闸门，这样有助于练习者更好地控制呼吸。

七、鼻道交替呼吸法

（一）鼻道交替呼吸法的具体练习步骤

（1）练习者坐在瑜伽垫上，如觉得不舒服，可以靠着墙。
（2）将自身的意识带到自然呼吸中。
（3）并将左手的食指和中指向掌心方向收缩，这种手印姿势被称为

---

① 会厌，医学术语，指舌根后方帽舌状的结构，由软骨作基础，被以黏膜。

维斯努印。

（4）用拇指闭上左鼻孔，用右鼻孔吸气，用无名指和小手指闭上右鼻孔，用左鼻孔吸气。如此反复循环。如图 5-5 与图 5-6 所示。

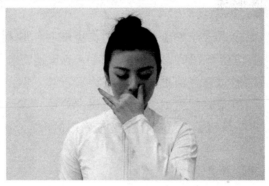

图 5-5　鼻道交替呼吸法（1）

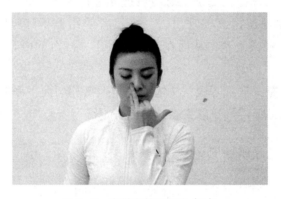

图 5-6　鼻道交替呼吸法（2）

练习时要持续保持平稳的呼吸，并保证呼气比吸气延长 2～3 秒，最终呼气的长度为吸气的两倍。

最初，可以尝试练习 10 个循环，然后回归到自然呼吸。练习中需注意，并不是捏住练习者的鼻子，而是轻轻按压即可。

如果练习者在做呼吸练习时出现了焦虑的情绪，那就将呼吸法再转化回自然呼吸法，呼吸法本就是为了放松身心，切不可本末倒置。

（二）鼻道交替呼吸法的益处

（1）可以提高练习者的大脑活力，练习者无精打采或精神不济时，可以选择鼻道交替呼吸法，有助于激活练习者的大脑，使其处于兴奋状态，从而使练习者有更出色的表现。

（2）可以清理肺部，提高练习者的肺活量，每天进行鼻道交替呼吸法练习，可以帮助练习者排出肺部的废气。

（3）鼻道交替呼吸法还可以平复焦虑的情绪，使练习者在焦躁中安静下来，平复自身不良情绪。

此外，练习鼻道交替呼吸法还可以帮助练习者有效改善睡眠质量，同时还可以提高大脑的协调功能。

八、双重呼吸法

双重呼吸法可以帮助练习者强化自我意识，提高观察力，获得更充分的活力和能量。双重呼吸法还能帮助练习者更有效地进行自我约束。在练习时，如果采用了站立练习的方式，就需要以双脚处为起点，向上吸气；如果使用坐姿练习，就需要以脊椎下端为起点向上吸气。双重呼吸方法能够促进练习者体内的能量流动，改善其身姿。双重呼吸法的练习步骤如下。

首先，使脊柱保持直立，挺起胸部，持平双肘，于胸前做双手合十状。以此姿势做几次缓慢且深沉的呼吸，使自己逐渐获得平静。如图5-7所示。

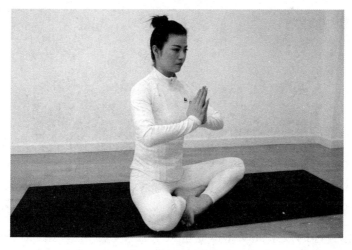

图5-7　双重呼吸法（1）

其次，将全部注意力转移到下半身，双手合十指尖指向地面。在吸气的同时，收紧骨盆和大腿内侧的肌肉，再稍向内收缩腹部，将能量顺利传输到上半身。如图5-8所示。

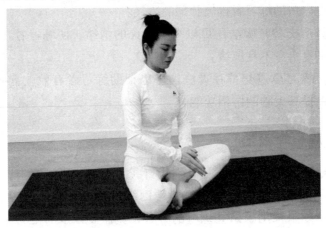

图5-8　双重呼吸法（2）

再次，吸气时，双手合十指尖指向咽喉底部的锁骨，将肘部抬高至与双肩齐平，同时将腹部的肌肉向内收缩，将能量由下至上经过腰部传递上来，在此过程中抬起下巴，将能量送至头部。如图5-9所示。

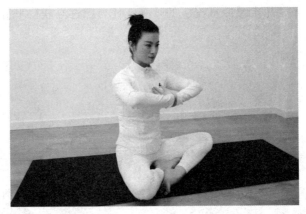

图5-9　双重呼吸法（3）

最后，保持上一步骤中下巴上抬的姿势，吸气，再用双手压紧双腿，达到扩张背部的效果，以此将能量送至心脏。之后呼气，将手指放低，向地面传送能量。重复两次上述动作。

九、蜂鸣式呼吸法

蜂鸣式呼吸法是从蜜蜂采蜜的自然行为上衍生而来的，它将人体脑中的脉轮看作一朵巨大的花朵，模仿蜜蜂采蜜的呼吸动作，则是将吸入的氧气传递给大脑脉轮，以达到身心上的和谐。蜂鸣式呼吸法的练习步骤如下。

首先，练习者需要闭上眼睛，关注自身的呼吸。

其次，练习者将拇指放在耳朵上，食指按在眉毛上，其余的手放在鼻子侧边，并保持每个手指头在鼻孔附近。练习者通过鼻子深呼吸，感受膈向下移动，并扩张肺部使腹部向外舒展，胸腔扩张，最后抬起锁骨。

最后，用小指头闭合鼻孔的一部分，让肺部完全充满空气，再通过鼻子呼气，发出类似蜂鸣的嗡嗡声，依次重复 3 次。如图 5-10 所示。

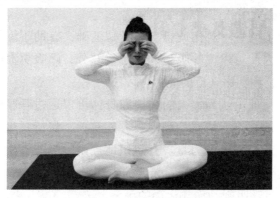

图 5-10　蜂鸣式呼吸法

需注意的是，这个蜂鸣的声音不是从喉咙发出来的，而是从口腔上颚发出的。所以一定要保持牙齿自然咬合的状态，这种状态可以制造出一种很自然的像蜜蜂嗡鸣的声音。如果牙齿张开，则不能达到这种效果。

第三节　瑜伽调息法

瑜伽调息法要求练习者有节奏、有规律地进行呼气和吸气，再进行有意识的屏息，使人体的内脏器官得到按摩和刺激，进而唤醒体内的生命之气——能量，并实现对能量的调理、保存和提升。

一、瑜伽调息法概述

瑜伽理论认为，当人掌握了控制生命之气的能力时，就获得了控制宇宙能量的能力。虽然瑜伽调息法总是给人一种神秘感，但对于健身调息却十分有效。

呼吸是人类无意识的自然动作，是生存必备的生理本能。一般人在呼吸时，只有肺的上半部分在发挥作用，这种呼吸方式在瑜伽的呼吸定义中叫作"肩式呼吸"。长期使用肩式呼吸的方式，会导致人体的肩部、胸部肌肉持续紧张，造成大脑供氧不足，脊柱僵硬，长此以往，还会导致头痛、头晕等不良现象。使用正确的调息法进行呼吸，一方面有助于净化血液，增加氧气的吸入量，使练习者的肺功能与肺活量得到有效提高，另一方面还能使消化器官活力增强，进而改善分泌功能，减轻精神焦虑，缓解身心疲劳，改善精神面貌。

呼吸不同于调息。对比调息，呼吸是基础，有助于练习者更好地为调息做准备，因此可以说呼吸是调息的一部分，呼吸更大的作用是帮助练习者提高控制和利用气流的能力。

瑜伽的相关理论认为，人的精神和身体可以通过呼吸联系起来。从本质上看，人的心态、情感均和呼吸方式有关，保持呼吸平稳进行可以提高人的活力，增强人的力量。有意识地控制呼吸能够使波动的情绪稳定下来，有助于练习者与平静、强大的内在自我建立良好的联系。因此，瑜伽经典理论将呼吸视为瑜伽运动的源头。

二、瑜伽调息法的分类

（一）冷却调息法

冷却调息法要求练习者通过嘴巴慢慢吸气，再使用鼻孔缓缓呼气，冷却调息法可以放松练习者的神经，使其获得身心平静。

1. 姿势

练习者调整到舒服的打坐姿势，将双手轻轻搭在双膝上，保持头部、脊柱和颈部平直，闭合双目，放松整个身体。

2.步骤

向前伸舌头，触及牙齿内侧，稍稍张开嘴唇，将上下齿间留出一定缝隙，通过缝隙将空气吸入口中。用嘴巴吸气，感受舌体上有空气流过，在不过分用力的前提下，尽量吸入更多的空气，之后再通过鼻孔慢慢呼出，直至将所有吸入的空气呼出去。这一完整调息过程至少需要练习10遍。

3.作用

冷却调息法有助于净化血液，放松肌肉，可以帮助练习者放松身体，保持镇定，还能使练习者周身元气运行更流畅，从而缓解精神紧张和心情忧郁。

4.说明

应在完成其他调息法或瑜伽姿势的练习之后进行冷却调息法。练习冷却调息法时，练习者先进入冥想状态，感受自身脊柱、喉咙、神经、口腔等部位变得冰凉，自己也逐渐变得平和安静，随后再将这种感觉向全身传递。控制冥想过程在3分钟之内最为适宜。

注意：高血压患者在进行练习时，切勿同时进行悬息[1]和收颔收束法，并且每次最多只能练习10个回合。此调息法不适于有心脏病的人练习。

（二）蜂鸣调息法

蜂鸣调息法与蜂鸣式呼吸法基本相同。

1.姿势

选择一种舒适的瑜伽坐姿打坐，脊柱挺直。

2.步骤

（1）闭上双眼，放松全身片刻。

（2）在整个练习过程中应闭紧嘴巴，使用两个鼻孔进行吸气，吸满空气后蓄气不呼，这时进行会阴收束法和收颔收束法，持续几秒钟再恢复正常呼吸。

（3）使用双手的食指将两外耳道轻柔地推进，将两只耳朵塞住。继续紧闭嘴巴，分开上下牙齿，再渐渐呼气，源源不断地发出像蜜蜂一样

---

[1]　悬息是指在调息过程中屏住呼吸的这段时间内的状态，分为内悬息和外悬息两种。内悬息是指吸气后蕴气而不呼，外悬息是指呼气后闭而不吸。

的嗡嗡声。应有节奏地缓慢地进行呼气，将全部意识都集中在声音的振动上，就完成了一个回合。

3. 作用

蜂鸣呼吸法有助于缓解练习者易怒、焦虑、紧张的情绪，使其保持心态平静稳定，这种调息方法还能消除练习者喉部的不适，有益于嗓子的健康。

初学者练习的前期阶段只能进行 3 ～ 5 个回合，之后次数逐步增加。练习该呼吸法时不要俯卧，避免压迫声门，损伤肺部。

（三）风箱调息法

1. 姿势

练习者调整到比较舒服的坐姿坐定，保持脊柱与头部挺直，将双眼闭合，放松全身。

2. 步骤

（1）第一段。

①右手置于脸部前方，无名指置于左侧鼻孔旁，拇指置于右侧鼻孔旁，中指与食指置于前额处，伸直小指。将左手放在左膝上。

②使用拇指压住鼻翼，堵住右侧鼻孔。快速地使用左侧鼻孔吸气和呼气 20 次，有节奏地使腹部进行扩张和收缩。

③深吸一口气，使用无名指和拇指从两旁压迫鼻翼，练习会阴收束法和收颔收束法，持续几秒钟，再呼吸，之后再恢复到正常呼吸。

④用无名指按压左侧鼻翼，有节奏地使腹部进行收缩和扩张，快速地使用右鼻孔呼气和吸气 20 次。

⑤最后深吸一口气，重复练习第③步。以上为一个回合，每次练习可以做 3 个回合。

（2）第二段。

练习者按照第一段的姿势继续坐定，将双手置于双膝上，快速使用两侧鼻孔完成 20 次呼吸。之后深吸气，再屏息，练习会阴收束法和收颔收束法，持续几秒再呼出，之后恢复正常呼吸。这是一个回合，共做 3 个回合。

3. 作用

风箱调息法可以帮助练习者排出多余气体。另外，这种调息方式还可以使练习者心态平和，思维清晰。

4. 说明

练习风箱调息法时，应避免过度摇晃身体和剧烈呼吸，如果有眩晕的感觉则证明练习方法不正确。在进行此项练习时，每完成一回合，都应该进行充分的放松和休息。需注意的是，患有心脏病、高血压以及眩晕症的人应在专业指导下练习，初学者应谨慎练习。

5. 注意事项

风箱调息法是一种较为极端的调息练习方法。在练习时，应时刻保持放松，切勿呼吸猛烈至身体强烈震颤或面部歪曲。如果稍稍发生震颤，也无须担心。开始练习时应缓慢呼吸，练习一两周后再逐步加快呼吸速度。

如果在练习时，练习者出汗且感到眩晕，或出现两种现象中的任何一种，都表示练习方法是错误的。如果发生了这种情况，可以尝试减少吸入空气的量，并减小呼吸的力量，减慢呼吸速度，调整身体到更加放松的状态。如果经过调整后以上现象还一直未消除，则应停止练习。

心脏病、高血压以及眩晕症患者切勿练习风箱调息法。肺活量较小、身体虚弱、患有严重眼部或耳部疾病的人也不适合练习这种调息方法。如果练习者在练习时感到耳痛或者流鼻血，则应立即停止练习。

无论身体素质多好，过多练习风箱式调息法都会对身体造成损坏，因此，应谨慎小心、有节制地进行练习。

（四）圣光调息法

圣光调息法在任何时间都可以练习，尤其在冥想之前进行练习最为适宜。

1. 姿势

练习者要调整到一种舒适放松的瑜伽坐姿进行打坐，全身放松，双眼闭合。

2. 步骤

与风箱调息法相同的是，圣光调息法的练习也需要用腹部呼吸，呼气为重点。两者不同的是，在练习圣光调息法时，练习者应自发地、缓慢地吸气，呼气时只需轻微用力，在每次呼气结束后要稍做悬息，再轻轻吸气。按以上步骤呼吸 50 次，再深度进行呼气，并进行收腹收束法、收颌收束法及会阴收束法的练习。之后，集中全部意识于眉心处，感受宁静与空虚。最后，解除三种收束法，放松全身并缓缓吸气。这是一轮练习，练习者的每次练习都需要做 5 轮。

3. 作用

圣光调息法可以使大脑得到充分的休息，使身心达到空虚的状态，从中重获心情的活力。

需要注意的是，适当增加悬息的时间将会获得更好的效果，但时间不宜过长，应控制在感到舒服为止。

（五）纳地净化功

1. 姿势

纳地净化功的姿势可从简易坐、至善坐和莲花坐三种坐姿中任选一种。挺直背部，将双手置于膝上，放松全身，眼睛闭合，集中意识于自身的呼吸上。

2. 步骤

（1）第一阶段。

①并拢右手的中指与食指，置于前额，将无名指置于左侧鼻翼，大拇指置于右侧鼻翼，使用这两根手指对通过鼻孔的气流进行控制。

②轻轻地使用大拇指按压右侧鼻翼、堵塞鼻孔，使用左侧的鼻孔进行深长、缓慢的呼吸，共进行 5 次，然后将大拇指移开，使用无名指按压左侧鼻翼、堵塞鼻孔，之后使用右侧鼻孔进行完全呼吸，也要进行 5 次。

注意事项：每次都应尽量完成吸气和呼气，以感受不到气促最为适宜。如果练习者在练习时感到了气促，则证明其呼气或者吸气的时间过长，此时应减少吸气量，以感到舒适为宜。当然，通过科学的练习，练习者吸入的空气量可逐步增加。

呼吸不应过于粗重或快速，应避免气流经过鼻孔时发出声响。

应尝试控制自身呼气与吸气的过程，保持持续呼气和持续吸气的时间大致相同。

③以上全部步骤为一个回合，每次练习25个回合。

第一个阶段的练习可控制在15～20天，如果练习者没有感到不适或困难，则进入下一阶段。

（2）第二阶段。

①右手的位置与第一阶段相同。

②用大拇指将右侧鼻孔闭合，利用左侧鼻孔吸气，再将左侧鼻孔闭合，利用右侧鼻孔呼气，再吸气，之后再将右侧鼻孔闭合，利用左侧鼻孔呼气。如此，左侧鼻孔吸气→右侧鼻孔呼气→右侧鼻孔吸气→左侧鼻孔呼气，两个鼻孔交替呼吸，完成一个回合。

③以左侧鼻孔吸气作为第二个回合的开始，然后利用右侧鼻孔进行呼气，不断循环，每次做25个回合。第二阶段与第一阶段需要注意的事项相同。练习时，可同时进行两个阶段，一起进行10天。

（3）第三阶段。

这一阶段与前两个阶段最大的不同就在于悬息内容的增加。如果练习者能保持呼气与吸气的时间一致且十分轻松（练习者可分别在呼气和吸气的过程中默默计数，以便确定时间是否一致），才能进入这一阶段的练习。

悬息内容被增加到每次吸气之后，具体流程为：左吸→悬息→右呼→右吸→悬息→左呼。这是一个回合，共做25个回合，要尽自己所能去做，不要过于勉强。

注意事项：进行到这一阶段时，练习者应对吸气、悬息及呼气的时间有一定把握，要保持这三种动作的时间一致。练习者可在心中默默数数，以便能对时长有精准的把控。如果练习者在练习时感到了困难，则可以适当进行调整，将悬息频率改为每吸气两次进行一次。

当练习者可以轻松做完25个回合后，还需持续练习两个星期，之后再将内外悬息相结合，进入下一阶段。

（4）第四阶段。

第四阶段是将内悬息和外悬息相结合，需要逐步练习适应直至轻松做完成25个回合。需要注意的是，进行到这一阶段时，练习者仍需要保持吸气、悬息及呼气的时间一致，具体以第三阶段的注意事项为准。

3. 功效

在瑜伽练习中，纳地净化功是一种特别重要的呼吸术。它可以向身体提供更多的氧气，将肺部的废气和二氧化碳排出，使练习者感到平静安宁，精力充沛。另外，纳地净化功还可以使练习者更好地控制感官，使练习者心灵清澈，做好冥想练习的准备。

4. 说明

有经验的练习者可以结合某些收束法练习纳地净化功，这样练习的好处是各个功法的练习效果会有所提高。例如，在进行内悬息的同时做收腹收束法，结合外悬息、内悬息、会阴收束法练习收颔收束法，等等。

（六）心灵呼吸功

每个人都可以做心灵呼吸功，它对练习者有着非常微妙的影响。

1. 姿势

任选一种自己感觉舒适的姿势，坐着、站着、躺着都可以。

2. 步骤

将舌头后卷，用舌腹部向上轻抵上腭，同时，使喉头的声门收缩，这就是简式舌锁契合法。同时，柔和、深沉地使用鼻孔进行呼吸，喉头处在每次吸气时都会发出类似"萨"的声音，在呼气时则发出"哈"的声音，这种声音像是婴儿睡眠时发出的声音或者轻微的打鼾声。练习这种功法会使练习者感到气息似乎是从喉咙出入，而不是从鼻孔出入。

3. 功效

心灵呼吸功能使心灵平和，安定精神。失眠者或慢性疲劳者可用身体做仰卧放松功法进行练习（不向后卷舌头）。该功法也是一种进入冥想练习前的准备功法。

另外，心灵呼吸功可以配合其他调息法、收束法、契合法一起练习，能增加彼此的效果。

（七）昏眩调息法

练习昏眩调息法时，双眼闭合约90%，以舒适的姿势打坐，进行深长缓慢的吸气，再进行悬息，心中默数三个数，进行收颔收束法，同时凝视眉心处；之后再彻底、缓慢地将废气呼出，再抬头，吸气，为一个回合，每次练习重复 2～3 个回合。

第四节 瑜伽收束法

收束法，意为"约束控制、封锁封印"。收束法是瑜伽练习中一种特有的练习方法，有助于练习者将体内各处散布的气息能量聚集起来，并进行控制，产生更多对人体有利的能源，使练习者自身的功能资源得以充分利用。传统瑜伽认为收束法属于契合练习法，因此，收束法在契合练习和调息中应用广泛。

一、瑜伽收束法的作用

收束法的作用是将身体通向外部的通道封锁起来，将生命之气聚集于体内，控制其不向外流失，使其产生某种力量或压力，并在这种力量的作用下达到某些目的。另外，收束法能将体内的昆达里尼[①] 能量唤醒。有些瑜伽练习者将其作为预备功用于瑜伽冥想进行之前练习。

练习收束法能帮助练习者强化自身意识，有效地控制身体的 16 个重要部位：手腕、肩膀、腰腹、脚踝、喉咙、手指、手臂、胸椎、膝盖、肛门、大腿、手肘、下颚、脚趾、髋关节及会阴。结合练习内、外呼吸法，再以系列体式配合，有意识地控制这些器官适当地收缩和释放，从而控制气血流量。

二、瑜伽收束法的分类

（一）收腹收束法

1.练习步骤

（1）站立，双脚分开舒适的距离，双膝微弯。

---

① 昆达里尼 (Kundalini) 是由 "Kunda" 一词经 "Kundalin" 最终发展而来。艿达里尼出自史诗《摩诃婆罗多》。在史诗中，"Kunda 是一条蛇的名字。而形容词 "Kundalin" 最早出现在奥义书中、意思是 "圆形的、环形的"。

（2）上半身从腰部开始向前倾，将双手置于大腿上，保持手指向内。如果这样的姿势不舒服，练习者可以对手指的方向做出适当调整，直至感到舒适为止。尽量使用双臂支撑身体，使腹部放松，头稍向下。

（3）先深吸气，再全部缓慢呼出。当排空肺部空气时，再通过鼻孔快速喷气2～5次，确定完全将肺部的空气排出去。

（4）闭气悬息，尽力将腹部肌肉向内、向上收缩，直到准备好再次吸气。

（5）慢慢松开腹肌，直立、抬头，控制自己进行深缓的呼吸。再休息放松，直至恢复正常的呼吸，重复此过程2～5次。

刚开始练习的时候，只需保持腹部收缩几秒钟，然后慢慢地延长保持的时间。

进行到第（4）步时，需要屏气不吸，并向上、向内收缩腹部，再松开，之后再向上、向内收缩腹肌。交替进行松开和内收这两个动作，直到想要吸气为止。然后松开收缩，直立吸气。

2.注意事项

第一，患有心脏病、高血压的人以及孕妇不要练习收腹收束法。

第二，无论在何时，只要处于空腹的状态就可以练习这个技法。通常情况下，早上起床如厕以后练习收腹收束法最适宜。

第三，屏气后，不要等到非吸气不可时才猛烈地吸气，应该预留几秒让自己能从容地吸气。

（二）会阴收束法

1.练习步骤

（1）保持舒服的坐姿、站姿或者仰卧姿势，双眼闭合，全身放松，将意念集中到会阴部。

（2）细微地收缩这一区域的肌肉，保持自然的呼吸。在感受舒适的前提下保持收缩，无时间限制。

（3）使这一部位短暂放松，再重复5～10次的练习。

2.注意事项

（1）练习会阴收束法时，应专注地感受收缩会阴的"触发点"，除了感受会阴部分的肌肉收缩外，还需要在心意上接触此处并按压。为了更容易、更准确地向会阴收缩的"触发点"集中注意力，练习者可以使用盘腿打坐的练习姿势，使用一只脚跟紧紧顶住会阴的位置。

（2）如果练习者认为这一技法难度太高，也可以改为练习更简单的性能量运行契合法和提肛契合法，也能获得会阴收束法大部分的功效。

（三）收额收束法

收额收束法，指收额，即将下巴紧紧靠在胸膛上的做法。这种收额法有站式和坐式两种。

1.坐式收额法

（1）练习步骤。

第一，选择一种可以使双膝稳固地靠落在地板上的瑜伽坐姿进行打坐，以至善坐或者莲花坐最为适宜。练习者可以坐在垫枕或者小蒲团上，再向前微倾身体，使双膝在地面上靠落得更加稳定。通常情况下，不加垫子会获得更好的练习效果，但坐姿不稳时，要尽量使用垫子帮助自己。

第二，把双掌放双膝上。

第三，放松，双眼闭合。

第四，深深吸气，悬息（也可以和呼气一起做，即呼气之后悬息）。

第五，头向前方弯下来，把下巴紧紧抵着胸骨。

第六，向前稍耸双肩，将双臂伸直，挺直两肘不动，紧握双手手掌或用双手手掌压紧双膝。保持此姿势进行悬息，直到不能舒适地悬息为止，切勿勉强自己。

第七，做完这个动作想要恢复原本的姿势时，可以先使双肩和双臂同时放松，将向下抵下巴的动作停下来，再缓缓抬起头（如果练习者做收束法之前完成了呼气，这时就要慢慢吸气），当头部伸直时，将废气呼出。这时就完成了一个完整的回合。每次静坐练习不要超过12个回合。

可以先单独进行收额收束法的练习，再进行瑜伽冥想，但通常情况下，此收束法配合其他收束法和调息法练习，会产生更好的效果。

（2）注意事项：患有心脏疾病及有颅内高压症状的人需经过医生同意之后方可练习，并且练习时还应十分小心。另外，在抬起或放下头部构成收束姿势时，最好不要呼吸，只有将头部伸直时才可以呼吸。

2.站式收额法

（1）保持自然站立，双脚分开60～90厘米，双腿微屈。

（2）上身向前倾，把双手放在双膝的上方。

（3）吸气（或者呼气），在做内悬息（或者外悬息）时，应做收额法（按照坐式收束法进行）。将两肘伸直不动，微微驼起双肩，再放松，退出收额法的状态，然后正常呼吸（其余完全与坐式收额法相同）。

（四）大收束法

大收束法有几种不同做法。这里介绍两种。

1. 第一种

（1）按一种舒适的瑜伽姿势坐着，最好是至善坐或莲花坐。

（2）闭上眼睛，放松休息。

（3）深深吸气，然后做收额收束法。

（4）配合收额收束法与悬息练习同时进行时，练习者可自己选择意守中经或者意守眉心轮。练习者还可以模仿其他瑜伽师选择意守特定气轮。练习者一般可以意守脐轮、脊根气轮或喉轮。

（5）如果练习者在进行冥想练习时，意守以上气轮，意守每个气轮几秒钟，之后再对下一个气轮进行意守。在完成对喉轮的意守后，可以开始意守脊根气轮。练习者的悬息时间代表需要意守气轮坚持的时间，之后慢慢放松，退出收额收束法的状态，再缓缓呼气。

以上为一个回合，每次练习 10 个回合，切勿太过用力而感到疲倦。

2. 第二种

（1）按第一种做法的姿势打坐。

（2）放松，闭上双眼，深深吸气。

（3）然后深深呼气，悬息。

（4）做收额、收腹和会阴三种收束法。

（5）以不感到吃力为限度，能悬息多长时间，就坚持做这三种收束法多长时间。

（6）在悬息和做这三种收束法的同时，意守气轮，意守的方法程序也和第一种做法中所讲的相同。

（7）当练习者感到无法继续进行悬息时，应逐渐放松身体，退出收腹收束法、会阴收束法及收额收束法的状态，按此步骤，缓缓吸气。

此为一个回合，一次最多可做 10 个回合。

　　练习者在未熟练掌握三个练习方法之前，不要盲目进行练习，务必明确收颌收束法、收腹收束法以及会阴收束法中的警告内容。另外，练习者不要过分用力而导致身体疲倦劳累。

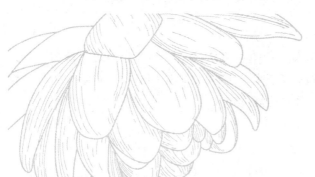

第六章　静修·瑜伽——坐姿训练

第一节　基础式

一、至善坐

（一）作用

至善坐（图6-1）是瑜伽坐姿中最放松的一种，适合作为呼吸控制和冥想时的坐姿，因此它也被叫作禅定坐姿。

（1）镇定安神。它有助于做好冥想的准备。虽然身体以坐姿休息着，盘起来的双腿和伸直的背部却有助于使心灵保持敏锐而警醒。因此，这个姿势极利于用来做呼吸练习和冥想练习。

（2）至善坐对脊柱下半段和腹部器官有补养、增强的作用。它也帮助防止或消除双膝及双踝的僵硬。

（3）至善坐可减少并放慢身体下半部的血流量，迫使生命之气向上运行，产生有利于冥想的那种镇定安神而又使人警醒的效果。

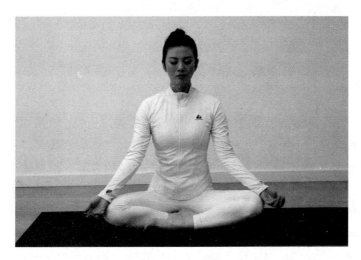

图 6-1　至善坐

（二）练习步骤

（1）坐在地面上，双腿向前伸直。

（2）弯曲左膝，用双手抓住左脚，把左脚后跟贴近会阴，左脚脚底抵着右大腿。

（3）弯曲右腿，把右腿放在左脚踝上，右脚脚后跟抵着耻骨。

（4）双手放在双膝上，手掌心向上，拇指和食指并拢，脊柱挺直。视线向内，仿佛在注视着自己的鼻尖。

（5）尽可能长时间地保持这个体式，保持背部、颈部和头部挺直，视线向内，仿佛在注视着自己的鼻尖。

（6）松开双脚，放松一会儿，再把右脚脚跟贴近会阴，把左脚放在右脚脚踝上。重复这个体式，保持同样的时间。刚开始的时候时间不用太长，少时多次，慢慢就会适应至善式。

（三）注意事项

（1）患有坐骨神经痛的人不应做这个姿势。

（2）踝关节不好的人可以在脚下垫一个瑜伽垫或厚毛毯，以减少对踝关节的压力。

二、莲花坐

（一）作用

莲花坐（图6-2）可以使头、躯干自然地保持直线，并可以长时间保持身体的坐姿稳固。腿部的血流减慢，血液大量供应到腹部、胸部，腰椎和骶骨处的神经最先受益，进而使中枢神经被滋养，焕发整个神经系统的活力，使练习者可以长久地坐着却保持着警醒。它可以缓解肌肉紧张，降低血压。当我们克服了最初练习的不适后，会发现这应该是瑜伽中最放松的姿势之一。它被大多数的瑜伽者推荐为调息和冥想时的极佳体式，因为在激发内部潜能方面，它可以将练习者很快带入意境。

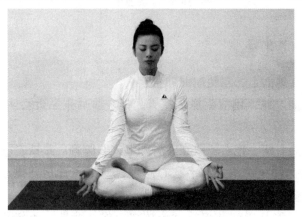

图6-2 莲花坐

（二）练习步骤

（1）双腿伸直，挺拔腰背地坐着。

（2）将左脚放在右大腿根部，脚跟抵右侧小腹。将右脚脚心向天，尽量放在左大腿根部，脚跟抵左侧小腹。

（3）请尽量将双膝贴向地面，双手放在膝盖上，拇指和食指相触，其余手伸直。收腹，拉长脊柱。

交换双腿位置，先将右脚放在左大腿根部，重复练习。

（三）注意事项

每次打坐之后，要按摩双膝和双踝。但是，一旦双膝或双腿开始感到难受，最好立即解除这个姿势。如果间歇地试做了一个月之后，还不能感到这样的疼痛感、辛苦感已经消失，那就不要再试它了。练至善坐也会得到相同的益处，而且还相对容易些。

三、金刚坐

（一）作用

金刚坐（图6-3），又称"正跪坐式"或"钻石坐"，是练习者要掌握的另一个重要姿势。如果其他坐姿坐久了感到双腿麻痛难忍，即可换成跪坐缓解疼痛。此外，这个坐姿还能帮助肠胃系统及消化系统顺畅排气，强健脊椎周围核心肌群。

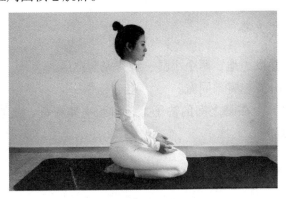

图6-3　金刚坐

（二）练习步骤

（1）跪坐在地面上，双腿并拢，双脚脚尖相触，不要重叠。

（2）臀部坐于双脚之上，不要触地，腰稍上提，这样可以使脊柱伸直。

（3）上半身保持挺直状态，肩部放松，稍收下颌，双手手心朝上自然放置双腿，保持均匀的深呼吸。

（4）练完后，双腿伸直，全身放松，仰卧休息。

（三）注意事项

练习时最初会觉得双腿支持不了太久，甚至感觉酸痛。尽量在身体可以承受的范围内坚持一会儿，练习一段时间后情况就会有明显改善，双腿疲劳会得到有效缓解。

四、英雄坐

（一）作用

传说这个姿势可以增强人的勇气，是少年武者的常用坐姿。抛开传说不谈，英雄坐姿在促进腹部的血液循环、灵活膝关节的同时，可以让脚背外侧更快地拉伸开，柔软跟腱组织。

（二）练习步骤

（1）双膝并拢跪地，两个小腿、脚背完全贴地。
（2）双脚分开与臀部同宽。
（3）将臀部坐在脚之间的垫子上，脚跟夹紧臀部，挺直腰背。双手搭放于大腿根部。

（三）注意事项

（1）英雄坐姿最常见的修改是在双脚之间的坐骨下方放置一个垫子。这减少了膝关节屈曲和髋关节内旋的压力。
（2）可以通过在每个胫骨下方放置一条折叠的小毛巾来减少脚踝拉伤。这会稍微改变腿部位置，因此为了舒适，可能需要在坐骨下添加一条毛巾来平衡它。

第二节　前倾式

向前倾的坐姿不仅能安抚整个神经系统，还能使大脑镇定下来。特别是对初学瑜伽的人来说，前倾的坐姿要比前倾的站姿容易完成一些，因为完成前倾的站姿需要多花一点力气，而且要具备一定的平衡能力。

一般来说，只要前倾的坐姿练好了，就为练习站姿打好了基础，它还为高血压患者提供了一个实用的选择，他们如果明智听话，就不会把头放在低于心脏的位置。

前倾式可以同时对身体中许多的能源中心"气轮"和重要器官产生影响，但是其中最受益的是力源穴，又称中心轮，或第二气轮。这个气轮掌管着肾和肾上腺，因此，练习前倾式是平衡和加强这些器官功能的有效的练习动作。

前倾式主要分为钻石式、束角式、骑马式、单腿交换伸展式、射箭式、背部伸展式、牛面式、船式。

一、手杖式

手杖式（图6-4）是哈他瑜伽体式之一，是常见的瑜伽体式。这个体式可以缓解腹部胀气，也可有助于减轻胃部疾患。这个体式还有助于消除腰部脂肪，增强肾脏。

（一）练习步骤

（1）坐在垫子上，手向后，把臀部肌肉向斜后方拨开，让坐骨充分坐实地面。

（2）保持骨盆稳定，重心在坐骨前方。

（3）向前伸直双腿，保持双膝并拢，双腿外侧向下压。

（4）脚掌回勾，脚趾充分张开，保持脚趾尖朝上，脚面垂直地板，脚跟、大腿根向下推地。

（5）双掌（指尖）放于臀部两侧，掌心朝下，手指指向脚的方向。

（6）保持小腹内收，脊柱延展挺直，胸部打开，保持双肩后展，脖颈向后侧拉长。

（7）目视前方，保持10～15个呼吸。

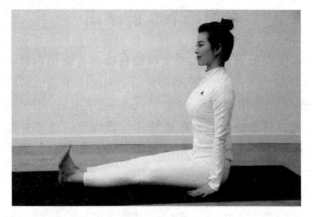

图6-4　手杖式

（二）训练小贴士

在以往训练者中很容易出现弓背的情况，可以将自身双腿压地、双手拉伸展带，帮助脊柱向上提起。

二、束角式

哈他瑜伽体式之一，是常见的瑜伽体式。在这个体式中，练习者坐在地面上，脚后跟贴近会阴，抓住双脚，分开大腿，直到双膝都碰触地面。这是印度补鞋匠的坐姿。与莲花式和英雄式一样，束角式可以作为呼吸控制和冥想时的体式。当以束角式坐着冥想时，手掌应该在胸前相合，但是后背要保持挺直，这需要多加练习。这个体式可以使肾脏、前列腺和膀胱保持健康，还可以缓解坐骨神经痛，防止疝气。

（一）练习步骤

（1）坐到地面上，双腿向前伸直。

（2）弯曲膝盖，使双脚贴近躯干。

（3）双脚脚跟、脚掌相合，用手抓住双脚脚趾，脚后跟靠近会阴。双脚外侧应该放在地面上，脚后跟的后部应该紧靠会阴。如图6-5所示。

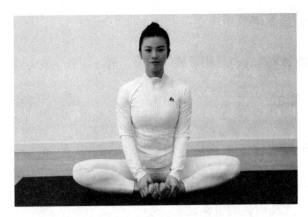

图6-5　束角式（1）

（4）大腿分开，膝盖放低，直到膝部接触地面。

（5）十指相扣，牢牢抓住脚趾，脊柱挺直，双眼注视前方或者内视鼻尖。尽自己所能保持这个体式。

（6）把肘部抵住大腿下压。呼气，身体前屈，依次把头、鼻子、下巴放在地面上。如图6-6所示。

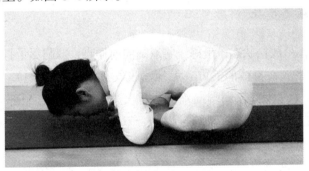

图6-6　束角式（2）

（7）吸气，躯干从地面抬起，回到第（5）步。

（8）然后松开双脚，伸直双腿，放松。

训练小贴士：训练时专心地前倾髋部，身体下去时，拉开肋骨与骨盆之间的距离来伸展脊柱，慢慢地抬起和放低。切记绝不勉强自己，体式不舒服或者做不成的时候，可以换一种姿势做，比如，在前弯时，可用手肘下压大腿。

（二）注意事项

处于月经期，或者产后练习该体式前，请咨询医生或专业的瑜伽机构。

三、跨骑式

（一）作用

（1）增加胯部关节、肩关节的灵活性。

（2）增加大腿内侧的灵活性。

（3）伸展下背部肌肉，使背部变得更加有力。

（4）伸展下背部、腘绳肌腱和小腿肌肉。

（5）提高脊椎的柔韧性。

（6）舒展腰部和肋骨的肌肉组织及韧带。

（7）改善消化系统和生殖系统的功能。

（二）练习步骤

（1）身体呈放松状态，坐好，将双腿向前伸直，双腿尽量打开，勾脚。

（2）将手放在身体的前方，触地。吸气，把脊椎向上拉。

（3）呼气，从胯部底端向前倾，伸直脊椎，头部、颈部与脊椎保持在一条直线上。在身体前倾的过程中，双手也跟着向前推进，眼睛看向前方。让体重均匀地分布在臀部的两侧。保持这个姿势。

（4）在恢复原状时，吸气，双手向后推动，缓慢抬起上身回到步骤（1）的状态。收回双腿，放松手臂和双腿。

（三）注意事项

（1）如果很难保持后背垂直，可以坐在垫子上，抬高臀部。

（2）如果大腿内侧或者后背肌肉紧张，可以稍微弯曲膝盖，再逐渐伸直双腿。

（3）高血压和心脏病患者可以保持脊椎与双腿成45度的姿势，在身体前倾时，用手肘支撑地面，让头部始终保持在心脏部位以上。

四、单腿交换伸展式

这个姿势在做得正确时，背部会感到获得伸展和放松；腘旁腱的肌肉也得到伸展，髋关节放松，一股增大了的血流流向背部，滋养脊柱神经。这个体式还可以促进消化和吸收，调理肝、脾、肾，缓解压力、头疼和焦虑，调养生殖器官，增强脊背、髋部和腿后肌腱的灵活性。

（一）练习步骤

（1）端正地坐着，双腿伸出。

（2）暖身。弯右膝让脚掌紧贴左大腿的内侧，在舒适的范围内把脚跟尽量拉近腹股沟。稍弯左膝，双手放在地上。吸气时拉伸脊柱，呼气时，躯干由髋部前弯，背部尽量保持平直。吸气时，抬起躯干。重复做2～3次。

（3）伸直左腿，双臂前平举。

（4）吸气时，双臂高举过头。上身稍往后倾，同时拉伸脊柱。

（5）呼气时，躯干由髋部前弯，背部要平展，肩膀要放松。握着小腿或脚踝。

（6）吸气、呼气时，在舒适的范围内增加前弯幅度，将腹部压向大腿，手肘接近地面。放松背部，随着躯干靠近左腿（背部会有点拱着）。让颈部轻轻地弯下。动作自然，不要勉强。保持20～40秒，自然地呼吸。

（7）彻底地呼气，接着吸气，慢慢地坐起。双手沿着左腿向上滑动的同时，抬头、肩和后背。

（8）伸直右腿，换边重复相同的动作。

该体式完成态如图6-7所示。

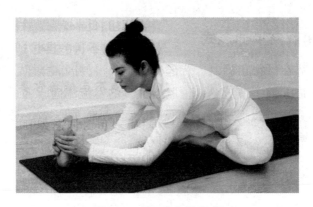

图 6-7　单腿交换伸展式

（二）注意事项

背部肌肉受伤与脊柱有问题的人不适合该体式训练。

五、射箭式

（一）作用

练习射箭式（图6-8）一方面有助于增强腿部和髋部的柔韧性，使腿部肌肉更加灵活，髋关节的轻微畸形可以得到矫正，腹部肌肉也得到收缩，脊柱下部得到很好的锻炼。另一方面，可以按摩腹部器官，促进消化，增强注意力、力量和灵活性。

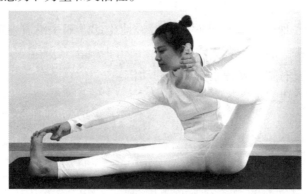

图 6-8　射箭式

（二）练习步骤

（1）坐在地面上，双脚向前伸直。

（2）用右手大拇指、食指和中指勾住右脚大脚趾，左脚大脚趾也用相同的体式抓住。

（3）呼气，弯曲左肘，弯曲膝盖的同时抬起左脚，保持一个呼吸，现在呼气，向上拉伸左脚，直到脚后跟贴近左耳。同时拉动左臂从肩部向后。不要让右脚大脚趾滑脱，整个体式中始终保持右腿伸直，注意，腿后部要始终放在地面上，右膝盖不能弯曲。

（4）保持这个体式15～20秒，正常呼吸。

（三）注意事项

（1）当你开始练习这个体式时，你的腿上提会感觉很沉重，此时不需要保持太久。只要动态地将你的左膝盖和肘部伸直再屈曲几次就可以，要先让自己可以稳定地支撑住上提的腿和脚。

（2）这个体式可以调动一侧的骨盆，所以对于骶髂关节（连接骨盆和脊柱的关节）来说，这会有压力。如果感到有任何的紧张和不稳定，或有脊柱侧弯的地方，最好避免练习这个体式。

六、单腿背部伸展式

（一）作用

单腿背部伸展式有助于平衡血糖水平，伸展坐骨神经、脚踝、膝、髋关节，促进消化，提高肾脏功能，有益于下半身机体组织，对肠胃有益，促进肝脾的机能，锻炼伸展斜方肌、三角肌、股二头肌、跟腱、髋关节和下腰部脊柱。

（二）练习步骤

（1）保持放松坐姿，伸直右腿保持向右大约45度。左腿屈膝，左脚靠在右大腿根部，吸气，手臂经身体两侧向上抬起，于头顶上方合掌。

（2）呼气，自腰部向前向下弯曲，双手十指交叉，放于右脚脚心。

（3）双手拉脚，上体弯曲肘部触地板，下颌触胸骨，上身靠近右腿，头触小腿或膝盖。

（4）上体微向左，手拉脚，试着让右脚跟离开地板，呼气保持10秒钟。

初学者不要急于让身体靠近下侧腿部，做到最大限度，保持正常呼吸，持续练习身体便会柔韧。

（5）吸气，慢慢抬起上身和双臂，将上身直立，之后呼气，将双臂放回身体两侧。

（6）换另一侧重复相同动作，之后双腿伸直，双手掌心向上，仰卧放松。

（7）双手放于头上，吸气时仰卧起坐，之后呼气，用双手的大拇指、食指、中指抓住大脚趾，

（8）双手拉脚，呼气，让胸腹触下肢，面部触小腿胫骨。

（9）适度让脚跟离开地板，均匀呼吸，保持20秒，再吸气，立起上身，转180度，仰卧放松20秒，仰卧起坐，转180度重复以上动作。

完整体式如图6-9所示。

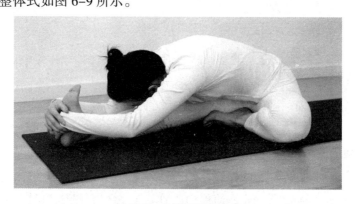

图6-9　单腿背部伸展式

训练小贴士：双腿背部伸展式，也是上述步骤，只是将前伸绷直单腿，变为并拢、前伸的绷直双腿。

七、牛面式

哈他瑜伽体式之一，是常见的瑜伽体式。这个体势可以改善腿部抽

筋，使腿部肌肉保持弹性，胸部得到完全的伸展，背部更加挺直，肩关节活动更加自如，背阔肌得到完全的伸展。要注意的是，颈椎与肩周有问题的人并不适合该体式练习。该体式的练习步骤如下。

（1）坐在地面上，双腿伸直向前。

（2）双手撑地，抬起臀部。

（3）左膝盖弯曲左腿向后，坐在左脚上。抬起右腿，右腿放在左大腿上，双膝盖上下重叠。抬起臀部，在双手的帮助下，把双脚的脚踝和脚跟相靠。

（4）放松脚踝，脚趾向后。

（5）抬起左手臂，弯曲肘部，把左手由上向下放在背后颈部以下双肩之间的位置。右手则右下向上抬起直到双手紧扣。

（6）保持这个姿势 30～60 秒，正常呼吸。保持颈部和头部的挺直，眼睛注视前方。

（7）松开双手，伸直腿部，在另一侧重复这个姿势。然后松开双手，伸直双腿，放松。

完成体式如图 6-10 所示。

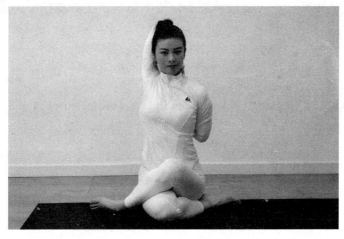

图 6-10　牛面式

第三节　仰卧式

一、金刚坐后仰

（一）作用

双肩胛骨向脊柱方向并拢，扩展胸部，强化胸部肌肉，美化胸部曲线，矫正驼背、佝偻肩等不良体态，修长颈部线条，并强化臀部肌肉，收紧腰部。会使两只胳膊与脊背放松，可达到心情舒畅的效果。

（二）练习步骤

（1）正坐，膝盖之间张开 2 个拳头的距离。脚趾不重叠，双手放在身后，指尖朝前。

（2）一边吸气一边把胸向前挺起，头向后仰，抬起下巴。伸直喉咙，看天花板。这个动作保持 5 ～ 10 秒的自然呼吸。

（3）一边呼气一边慢慢地把头恢复到原位。接着放松手，正坐，喘气放松。

（三）注意事项

在完成一次完整的动作时，可以将颈部尽可能地向后延伸。此时如果腰部出现僵硬的感觉，可以让双手在身体后方感觉舒适的地方着地。

二、猫伸展式

（一）作用

（1）加固、调理和伸展腹部、背部肌肉。
（2）缓解背部的疼痛和疲劳。
（3）舒展肩部、胸部和咽喉。
（4）增强脊椎的灵活性。
（5）改善脊椎和脊椎神经的血液流动。

（6）扩胸，有利于加深呼吸。

（7）帮助消化，缓解便秘。

（二）练习步骤

（1）跪撑开始，膝盖放在胯的正下方，手掌放在肩膀的正下方。手指朝前，头部、颈部与脊椎保持在一条直线上，眼睛看着手掌之间的地面。

（2）吸气，凹背，肚脐尽量靠近地面。扩胸，背部形成向下的弧线。抬头，颈部尽量伸展。有意识地抬高尾骨，帮助增加背部下端的弧度。下压双肩，伸长颈部。

（3）呼气，拱背，低头，下巴尽量靠近胸部。双手下压，尾骨向下内收。

（4）将手向前推，直到额头贴着地面为止。保持胯部抬起，大腿与地面保持垂直。胸部、手臂和手指向前伸，形成全猫伸展式。保持这个姿势。

在恢复原状时，双手推动地面，然后向后坐在脚跟上，放松。

（三）注意事项

颈部受过伤或者有疾病者，要小心使用颈部，在脊椎凹凸练习时尽量让它少动。

三、骆驼式

（一）作用

（1）打开咽喉区域，放松颈部。

（2）增加肩部的灵活性。

（3）增加脊椎的弹性和灵活性。

（4）滋养脊柱神经，使它充满活力。

（5）扩胸，辅助解决驼背和含胸的问题。

（6）伸展腹部，减少脂肪的堆积。

（7）锻炼腿部、骨盆和下背部肌肉。

（二）练习步骤

（1）跪立，双腿并拢，大腿垂直于地面，双手放在两髋部。

（2）吸气，轻轻将脊椎向后弯曲，充分伸展上半身。呼气，依次将双手放到脚后跟或者脚掌上。尽量把手臂和肩膀向后转动，使胸部充分打开。

（3）吸气，颈部伸长，头后仰。保持这个姿势。

（4）在恢复原状时，将头部和上半身转向身体一侧，臀部缓慢回坐，然后上体转向前，回到跪立的姿势。

（三）注意事项

脊椎或颈部受伤者、低血压者不适合骆驼式的练习。

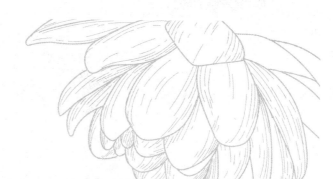

第七章　形体·瑜伽——站姿训练

第一节　瑜伽站姿基础难度

一、山式

山式（图7-1）是像喜马拉雅山一样稳定、平衡、安静。喜马拉雅山象征着灵性，瑜伽修行者通过练习山式，让身体变得稳定，最终可达到身、心、灵的平衡。练习山式可以伸展腹内脏器官；促进肠道蠕动，防止便秘；增强腿部力量；减少全身赘肉，伸展脊柱；使脊柱回到正常的曲度；缓解肩颈僵硬，辅助治疗肩周炎；纤细手臂。

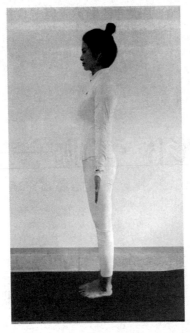

图 7-1　山式

（一）练习步骤

（1）大脚趾相碰，足跟稍微分开（以便双脚的第二个脚趾相互平行）抬起并且展开脚趾然后轻轻地在地板上向下展平。轻轻地，前后左右地移动一下身体的重心，然后逐渐降低摇晃回到静态，使重心均匀地放在双脚上。

（2）收紧踝骨，感觉脚底内侧成坚固的拱形。然后想象能量沿着大腿内侧直线上升，直至腹股沟，并且从那里穿过躯干的中心，到达脖子和头，甚至穿透头顶。收紧膝盖使其向上提升，让大腿前侧肌肉旋转稍微向内，提拉大腿后部肌肉。收腹，并有意识地向肚脐方向抬高耻骨，而使尾骨变长。

（3）将肩胛骨内收进背部，然后扩展肩膀向背部下沉。挺胸，脊椎骨向上伸展，展开锁骨，颈部挺直。手臂垂放于身体的两侧。

（4）头顶直线垂直于骨盆；下巴平行于地面。放松喉部；让舌头放松地平铺在下颚上；放松眼睛。

（5）保持站立姿势，可停留 30 秒 –1 分钟，自然呼吸。

（二）山式训练的作用

练习山式可以让练习者臀部、腿部的肌肉保持健康且有弹性，同时建立脚下根基，增强腿部力量，伸展躯干，还可以帮助人们有效改善站立体态。另外，山式通过扩张胸部，强化深呼吸，使人体得到轻盈均衡之感。

在生活中人们很少会注意到自己的站姿是否标准。比如，一些人在站立时会将重量整体向一侧倾斜，将力量的落脚点放在一侧的腿部，或是放在脚的内侧或者外侧。错误的站姿有时会导致身体出现部分畸形，这些在平时都是经常会被人们所忽视的。因此，在日常站立时，就需要我们经常注意即使双脚分开，我们也最好让脚跟、脚趾与身体的中心面平行，不可构成一个角度。调整站姿可以让人体的臀部收缩，腹部收紧，胸部挺直，从而改善人的站立体态。如果我们不注意自己的站姿，使身体重量后倾，将重力集中于脚后跟从而产生相应的变化，会使人体臀部向下垂，或是腹部外突，身体后倾，长此以往，脊椎骨将受到一种压迫，随之而来的是让人体感到疲劳，大脑反应迟钝。由此可见，掌握正确的站立姿势显得尤为重要。

（三）注意事项

（1）在进行山式训练的初期，人们需要经常侧身站在镜子跟前仔细观察自身的体位。

（2）在进行练习时，想象自己的身体犹如一座高山般挺拔向上，同时将力量均匀放在双脚之下，头顶感觉有根绳子拉着你，这样做是可以保持正确站姿的基础。

（3）整个身体的重量应该全部压在脚底，除此之外，身体的其他部位整体向上提拉。

（4）当你将身体的全部重量落于两个脚掌时，需要注意的是要将重量均匀分布在脚掌的各个部位。

（5）保持身体的各个关节基本处在一条直线上，即脚踝、膝盖、髋部、肩膀、双耳各部位都能在其前者的正上方。人体脊椎也能随着脊柱的自然弧度逐节排列开来。

二、站立前屈式

站立前屈式作为站立体式中的一种，练习者通过腿部用力站立，上半身前屈来完成这个体式。这个瑜伽姿势，主要是通过延展腘绳肌，以及腿部后侧肌肉，缓解腿部不适，同时在完成这个动作时，脊柱也会得到一定的伸展，对腹腔内部器官、脊椎神经、膝盖等都有益处。

（一）练习步骤

（1）双脚站成山式，双手放于两胯旁。先深吸一口气，当呼气时，臀部髋关节向前弯曲，上身向下，靠近膝盖，此时需要注意保持臀部、腹部与胸部之间的距离，同时确定躯干处于伸展状态。要想达到理想的练习效果，动作是否到位显得尤为重要。

（2）当身体向前屈时，确保膝盖是伸直的状态。尽量让自己的手掌或者指尖接触到地板，并且放于脚的前方或者两侧。如果感觉自己还有余力，可以尝试让手掌握于脚踝的后部。在练习这个动作时，双脚的脚后跟与地面要尽量贴紧，并用尽全力将骨盆向上顶。同时需要收紧大腿内侧肌肉。

（3）当身体保持站立前屈姿势时，将吸气与呼气交替进行。吸气时，使气体达到腹部与胸腔，身体微微向上抬起，让身体保持在一种延伸与放松的状态下；呼气时，双手向内将头部与胸腔下沉尽量使其靠近腿部，双手松开，头部看向前方。在呼吸之间，要尽量伸展自己的颈部直至头部。

（4）站立前屈式一般被作为修整姿势，用于站立姿势之间，既可以与其他站立姿势穿插进行，也可以单独练习，一般情况下，该姿势练习时间在 30 ～ 60 秒。

（5）当身体由前屈状态回到站立姿势时，切忌以滚动脊椎的方式抬起。在起身前要将双手放于胯部，但是身体应保持固定状态；将尾骨收紧向下并向前，在起身时应保持上身伸展状态。完整状态的姿势如图 7-2 所示。

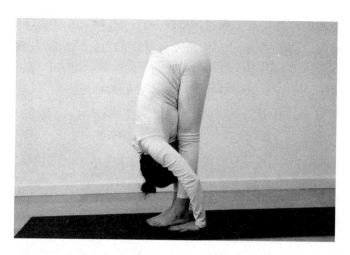

图 7-2　站立前屈式

（二）注意事项

高血压、眩晕症患者，背部受伤的人并不适合站立前屈式的练习。

三、战士第一式

战士第一式属于瑜伽站姿体式中的一种，相传这个瑜伽体式是为了纪念古时的英雄。练习者可以通过战士第一式减少腰腹部的脂肪，使胸部得到扩张，颈部得到伸展，也可以有效减少颈纹的出现。同时可以消除背部与肩部肌肉的紧张，增强脚踝和膝盖力量，使臀部得到锻炼，与此同时还能增强人的平衡感，但是对于心脏功能较弱的人群不建议进行此体式的练习。

（一）练习步骤

（1）保持山式站立姿势，双脚并拢，两臂自然下垂于身体两侧，吸气时双臂经体前向上抬起，高举过头尽量伸展，双腿分开。

（2）呼气时，左脚带动上半身向左旋转 90 度，弯曲左边膝盖，右脚向内扣，呈左弓步。

（3）在呼气的同时，目视左侧前方，将左腿与地面保持平行，右腿向后伸，并保持伸直状态，头向上仰起，双手手心向内合十，同时双臂肘部与脊椎保持伸展状态。保持该动作 30 ～ 60 秒，并自然规律地呼吸。

（4）吸气，将头慢慢向下移动并目视正前方，同时将左腿膝盖缓缓伸直。

（5）呼气时将双手自然分开，自然下垂放于身体两侧。

（6）同样的动作在右侧再进行一次。战士第一式完整姿势如图 7-3 所示。

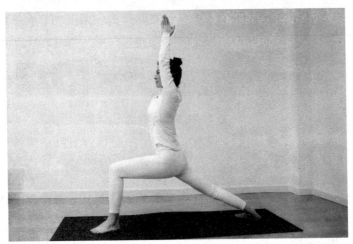

图 7-3　战士第一式

（二）战士第一式的作用

练习战士第一式可以有效缓解人体颈部、肩部与背部僵硬，增强膝盖和踝骨的肌肉强度，有助于深度呼吸，同时还可以有效减少腰腹部多余脂肪，使胸部和颈部得到伸展。对于女性而言，练习战士第一式还能减轻经期疼痛，改善月经不调等症状，但是经期时建议停止练习。

（三）训练小贴士

大多数初学者刚接触战士第一式时，双腿容易有酸胀感，为了减轻这种不适感，应尽量使弯曲一侧的大腿和小腿保持 90 度，这个过程中尽量不要过多地移动双脚。双臂向上举起时，尽量让肘关节带动上半身伸展，使胸部扩张开来，颈部与脊椎挺直，避免将大部分重心放在髋部和腿部。

第二节　瑜伽站姿中等难度

一、三角伸展式

三角伸展式是瑜伽中最经典的站立体式之一，如图7-4所示。因为能在身体中找到"三角形"和"金字塔"原理的力量分布，所以叫作三角伸展式。它的作用非常多，能帮助练习者建立身体的稳定感，创造身体的内在"空间"。三角伸展式也是一个打开髋关节的体式，可以作用到髋屈肌群，能拉伸腿后侧肌群并滋养膝关节。还可以打开胸腔，缓解背部僵硬和疼痛，并塑造完美的手臂线条。

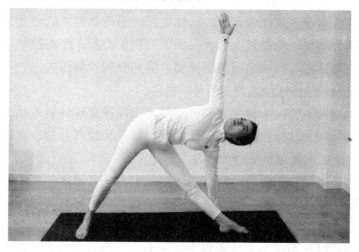

图7-4　三角伸展式

（一）练习步骤

（1）山式站立，调整呼吸。

（2）将双脚打开约一腿宽。将左脚稍向内转动，左脚向外转动约90度，左脚后跟对准右脚足弓。左侧髋关节向外旋并将整条左腿向左脚尖的方向展开，左脚、左膝和左大腿要在一条斜向的力量线上保持伸展和稳定。

（3）吸气，双臂向两侧展开，和双肩保持在一条直线上，并向远方无限延伸。

（4）再次吸气，髋部向右侧移动，而手臂和身体缓慢向左侧移动到最远处时呼气，上半身向下移动，将左手放于左脚外侧的位置上，感觉腿部有压力时，可以用左手扶住左小腿。将右臂向上延伸，掌心向前，双臂形成一条直线，再展开胸腔，让身体如同靠在一面墙上。这时微收下巴伸展脖颈后侧，再转动头部向上，眼睛注视左手大拇指，停留 5 ～ 8 个呼吸。

（5）呼气，转头向下看，缓和头部的血液循环。微屈左膝来保持腿部稳定，慢慢吸气，将身体立直回正。

（6）呼气，放松双手，收回双脚，调整呼吸，做反侧练习。

（二）注意事项

（1）在练习三角伸展式时，双脚之间的距离要根据练习者的身体情况进行适当调整。距离过宽易丢失腿部外侧的力量，距离过窄则不利于伸展腿内侧肌群。双腿之间的距离要以能充分调动双腿的内、外侧肌肉力量为前提，这样才能达到上半身的稳定。

（2）当身体朝向一侧伸展时，要尽可能保持脊柱伸展的状态，即身体侧向的伸展要从髋关节开始而非腰部。如果从腰部开始，脊柱会因承担身体向下的重量而承受过大压力。

（3）身体侧向一侧时所对应的膝关节很容易有过度伸展的问题。为了不让膝关节受到过大压力，要注意保持其内在的弯曲，并将足弓上提以缓解膝关节的压力。过于弯曲膝关节也会影响到腿部力量上行，所以，要学会收紧腿部肌肉并上提来伸直膝关节，让脚底的力量沿着腿部向上升，到达骨盆。

（4）由于躯干移向了旁侧，只有把更多意识放于稳定相反的一侧，才能达到体式的平衡。同时要注意不能过分顶髋，容易导致髋关节不稳定而失去了三角伸展式的平衡。

二、三角扭转伸展式

三角扭转伸展式是三角伸展式的扭转体式，是一个闭合髋部的体式。它能锻炼脊椎的扭转能力并作用到相关肌肉群，进而促进脊柱周围的血液循环。三角扭转伸展式还锻炼了胸腔和上背部肌群，能帮助练习者增强心肺功能。

（一）练习步骤

（1）山式站立，将双腿分开，双脚之间的距离约一腿宽，左脚向外转动约90度，右脚向内转动约60度，左脚后跟对准右脚足弓。

（2）吸气，将双臂向两侧展开，和双肩保持在一条直线上，指尖向远方无限延伸；呼气，身体向左转，依次将臀部、腰背部、胸部和肩部向左后方扭转，将右手放于左脚外侧的位置上，将左臂向上举起，双臂展开成一条直线。微收下巴伸展脖颈后侧再转头向左，眼睛看向左手大拇指。停留5～8个呼吸。

（3）呼气低头，缓和头部的血液循环；吸气，保持腿部力量和腹部核心，将身体回到正中。

（4）呼气，还原双臂于体侧，收回双脚，调整呼吸，做反向练习。

（二）注意事项

（1）对于扭转类的体式来说，因为髋部处于内收的状态，所以双脚之间的距离可比三角伸展式稍窄，也可将双脚后跟相对，相比脚跟对准足弓更能给髋部带来稳定感。

（2）先稳定腿部根基和髋部后，再进行扭转的练习。当骨盆不稳定时，过多扭转上半身会失去扭转的"根基"。而骨盆的稳定主要靠双腿以及臀部力量来保持，所以在这个体式当中要保持双腿的稳定并将其夹向身体中线。

（3）脊柱是一个整体，腰部有问题的练习者要特别注意关注腰椎段的感受。

三、加强侧伸展式

加强侧伸展式是一个需要肩关节和髋关节共同参与的前屈体式。它能灵活肩关节、腕关节和掌指关节，能展开胸腔并纠正驼背，还可以伸展腿后肌群，锻炼臀部及腿部肌肉力量。

（一）练习步骤

（1）山式站立，调整呼吸。

（2）将双脚分开约一条腿宽，左脚向外转动约90度，右脚向内转动约75度，左脚后跟对准右脚足弓（或脚跟相对并给髋部留出足够的空间）。

（3）吸气，双臂向两侧展开；呼气，将臀部和上身转向左侧，整个身体面向左腿的方向。

（4）呼气，肩关节内旋，再弯曲手肘，双手合十并将手腕翻转让指尖向上呈祈祷式。手掌沿着背部向上直到位于肩胛骨的中央，用小拇指去感知胸椎的曲度，调整呼吸。

（5）吸气抬头，延伸背部；呼气，将臀部向后移动，上半身向前延伸再慢慢向下折叠身体，腹部、胸部和头部依次贴向腿部，保持腹股沟的柔软和放松并将髋部摆正，停留5～8个呼吸。

（6）吸气，保持双腿及髋部的稳定，头部和腹部向前延伸，将身体慢慢立直回正。

（7）呼气，放松双手，收回双脚，调整呼吸，做反侧练习。

（二）注意事项

首先，这个体式需要身体各部位有很好的灵活度，同时也需要练习者对身体具备很好的控制力。肩关节僵硬的练习者无法将双手在背后反合十时，可将双手互抱肘部来降低练习强度。当双手在背后合十后，因为一部分注意力转移到了肩膀，所以当上身贴向腿部时，需要非常专注才能保持身体的平衡。

其次，因为双腿处于一前一后的位置上，所以练习者的骨盆容易在这个体式中失去平衡。发现骨盆失衡时，应调整后方腿对应的髋部微向前移，前方腿对应的髋部微向后移来将骨盆摆正，并将双腿向身体中线靠近来保持骨盆的稳定。而当身体准备向下折叠时，前方膝关节会承受相对比较大的压力，为了消除膝关节的紧张感，在练习时，我们要保持双腿的力量线，去感受髋关节、膝关节和腹部肌群互相配合工作。所以在这个体式当中，全身都在"思考"，直到身体可以在这个体式当中保持稳定。

四、战士第二式

战士第二式是一个开髋体式。它可以强壮双腿并展开髋关节，锻炼大腿内侧、髋部深层及浅层肌群，进而作用到盆腔，滋养盆腔内的器官。战士第二式还可以打开胸腔，缓解肩颈的紧张。

（一）练习步骤

（1）山式站立，调整呼吸。

（2）将双脚分开约一条腿宽，左腿外旋，将左脚向外转动约 90 度，右脚微微内转，左脚后跟对准右脚足弓。

（3）吸气，双臂侧平举，掌心向下，与双肩保持一条直线，向远方无限延伸；呼气，弯曲左膝，降低身体向下，让上身和小腿保持与地面垂直，左侧大、小腿约为 90 度角。保持骨盆处于中立位，延展身体向上，微收下巴让颈后侧得到伸展，之后再转头，注视左手。保持 5～8 个呼吸。

（4）吸气，保持双腿的稳定，慢慢将左腿伸直。

（5）呼气，将双臂还原体侧，收回双脚，调整呼吸，做反侧练习。

（二）注意事项

1.要注意摆放好髋部的位置

初学者或髋部比较紧张的练习者，始终无法享受这个体式所带来的乐趣——当髋摆正时，身体无法直立；而当身体直立时，骨盆因为前倾而使臀部向后高高翘起，无法稳定双脚的力量。这些都是因为髋部不够灵活，髋部及大腿相关肌群过于紧张所致。此时，建议练习者调整腿部及臀部的位置，不要刻意强调骨盆是否完全摆正，可以将骨盆微微倾斜。

2.不要让膝关节过于受压

在此类站姿体式中，练习者要注意大、小腿形成的角度不要低于 90 度。当小腿与地面垂直时，腿部力量能更好地向上传送至骨盆；而当大腿逐步下降直到与地面平行时，锻炼腿部力量的效果最明显。同时，尽量不要将膝关节超过脚趾尖，这样能减少膝关节的压力。向上提起足弓，可帮助将腿部力量向上，让骨盆成为能量集中点，从而帮助练习者的脊柱向上生长。瑜伽老师可以提示学生关注自己的头部和臀部并作为参考点，感受身体向上延伸。

3.要找到真正的延展和打开

大部分练习者当其双臂向外展开时，肩膀和颈椎过度紧张。那是因为意识过度集中于腿部而忘记了肩部所致。此时要放松腿部，把一部分力量从脚底"卸掉"，一部分力量往上"生长"，想象双臂如一朵花从心轮处盛开并向远方延伸，绽放内在的自己。

五、侧角伸展式

在练习时，身体的侧面保持一条斜向的能量线，从侧面可以看到练习者的侧脸，因此叫作侧角伸展式。它能锻炼脚踝和腿部，拉伸侧腰和手臂肌肉，美化手臂的线条，还可以打开胸腔，刺激到呼吸系统，有益于呼吸。

（一）练习步骤

（1）山式站立，调整呼吸。

（2）将双脚分开约比一条腿宽，左脚向外转动约90度，右脚微微向内转动，左脚后跟对准右脚足弓。

（3）吸气，双臂向两侧展开，和双肩保持一条直线，指尖尽可能向远方伸展。

（4）呼气，弯曲左膝；吸气，延长上半身并将身体向左侧移动，到远处时缓慢降低身体向下，将左手放于左脚旁侧的位置上，左腋窝贴于膝关节外侧，再将右臂由前向后伸展过头顶。保持右腿、右腰和右臂在一条斜线上。微收下巴伸展脖颈后侧，转头向右，目视右手大拇指。保持5～8个呼吸。

（5）吸气，保持双腿的稳定，将身体带回到正中，缓慢地将左腿伸直。

（6）呼气，放松双臂，收回双脚，调整呼吸，做反向练习。

（二）注意事项

首次，在练习这个体式时，身体侧向对应的腿部会习惯性地承受更大的压力，出于对膝关节的保护，建议练习者的膝关节不要超过脚踝，将足弓向上提起时，有利于力量上行来到髋部。初学者可以降低强度——将小臂放于大腿上来练习，以减轻腿部压力。膝关节有问题的练习者尤其要注意这个问题。[1]

其次，要注意腰椎的伸展。有时练习者为了追求体式的美观，一味地注重"要将身体处于一个平面上"，但髋关节过紧，则会让腰椎代偿，此时练习者应调整髋部向下微微转动来帮助减轻腰椎压力。

六、侧角捆绑式

侧角捆绑式是侧角伸展式的变体练习，肩部此时参与进来，它可以帮助练习者打开胸腔并使肩膀变得灵活，但是因为一部分注意力转移到了肩膀，所以同后者相比，它需要练习者对腿部及整个身体有更好的控制。

（一）练习步骤

（1）来到侧角伸展式，调整呼吸。

（2）呼气，弯曲左膝，将左手先放于左脚内侧的位置上，右手扶住髋部，先稳定身体。

（3）先让身体稍向下转向地面，再将左臂从左大腿下方穿过来，内旋并屈左肘放于背后，伸展右臂向后，大臂内旋，屈肘放于背后，双手在背后轻轻相握。

（4）吸气，先稳定双腿；呼气，展开上半身向后，打开胸腔，伸展脖颈，头部顺着脊柱的延长线自然伸展。停留5～8个呼吸。

（5）呼气，低头，松开双手，将左手放于地面上，伸展右臂向上，保持双腿的稳定，慢慢立直身体回正。

（6）呼气，放松双手，收回双脚，调整呼吸，做反侧练习。

（二）注意事项

第一，要注意到侧角伸展式中的所有问题。

第二，在引导词中强调的双臂内旋是用来帮助练习者调动复杂的肩关节以更轻松地完成体式的。

---

[1] 凯斯.瑜伽[M].黄力平，李玥，刘畅格，译.天津：天津科技翻译出版有限公司，2016：36-40.

第三，在练习时注意不要挤压到腰椎和颈椎。

七、增延脊柱伸展式

在做增延脊柱伸展动作时，需要在自己的能力范围内尽量保持双腿伸直，在伸直脊柱时，尽量保持呼吸顺畅，不可憋气练习。增延脊柱伸展训练对于强化脊柱神经具有一定作用，与此同时，它还对增强身体弹性、提升肝、肾、脾的功能，减少女性痛经，补充新鲜血液，改善人体大脑功能和面部皮肤状态具有积极作用。

（一）练习步骤

（1）保持山式站姿，双手交叉放于胸前，缓慢吸气。与此同时，双臂经体前缓慢举过头部，掌心向前。

（2）呼气时保持腰背挺直，手臂带动躯体向前，以髋关节为支点，上半身尽最大能力向前折叠，双手自然放于双脚两侧的最低位置或者抱住脚踝，若感到困难，可以借助瑜伽砖作为支撑。

在此过程中，背部要始终保持挺直状态，上半身在向前折叠时，髋部尽量保持不动，双腿始终与地面呈垂直角度，如果感觉腿部过度拉伸，可以将双脚脚趾微微翘起，上提膝盖，从而缓解压力。

对于初学者，前期可以双腿靠墙练习，同时双手放于地板之上，然后调整身体状态，使其稍做停留，做 2～4 个深呼吸。

（3）呼吸，保持身体折叠于双腿之上，在做这个动作时，应尽量让腹部紧贴大腿，同时胸部贴于膝部，保证脊柱保持在一个正常的曲度下，让额头去碰触胫骨。尽量保持动作 30 秒到 1 分钟，如果暂时无法完成，在可承受折叠极限范围内，下垂头部即可。

（4）保持折叠状态 2～4 个深呼吸之后，吸气将头部缓缓抬起，伸直背部，打开肩部，再保持 2 个深呼吸。然后将身体慢慢抬起，双臂经由身体两侧缓慢交叉放回胸前，略为调整呼吸，回到山式站姿。

（二）注意事项

在进行增延脊柱伸展式训练时，身体不适者和腰部不够柔软的练习者，尽量不要强迫上半身弯曲折叠至腿部，可以通过反复练习逐步完成该动作。

八、手碰脚前屈伸展式

手碰脚前屈伸展式也被称为鸵鸟式。手掌放于脚掌下，效果与增延脊柱伸展式极为相似。手碰脚前屈伸展式帮助练习者拉伸并放松大、小腿后侧及膝关节相关肌群。练习这一式可以使背部肌肉得到很好的舒展，也可以滋养神经系统，让人变得平静。当手肘向外展开时，可以拉伸到腋下肌肉，刺激淋巴更好地排出毒素。

（一）练习步骤

（1）山式站立，将双脚分开与髋部同宽。

（2）双手扶住髋部——大拇指向后，其他四指在前，手肘朝向身体后方。

（3）吸气，展开胸腔；呼气，上身向前、向下，以大腿根部为折点将髋关节前弯，身体靠近腿部。双手食指、中指和大拇指勾住双脚的大脚趾（或双手掌心向上置于前脚掌下方）。

（4）吸气，抬头，充分地延展上半身；呼气，身体向下折叠，上半身靠近腿部，手肘往外展开。放松肩膀远离耳朵，头部放松向地面延伸，保持脖颈区域的伸展。保持5～8个呼吸。

（5）吸气，抬头，缓和一下头部的血液循环，双手回到髋部，身体立直回正。

（6）呼气，放松双手还原体侧，调整呼吸。

（二）注意事项

整个过程中，双腿尽量伸直。在保持第（4）步的时候，伸展脊柱的同时，呼吸一定要顺畅，切不可憋气。

第三节　瑜伽站姿高等难度

一、舞蹈式和舞王式

舞蹈式像一位舞者在跳舞；舞王式是献给"舞蹈之王"湿婆的一个体式，是一个对练习者的柔韧度和后弯能力要求极高的体式。舞蹈式可拉伸大腿、腹股沟和腹部肌群，锻炼大脑的平衡感；舞王式能强烈地拉伸练习者的大腿、腹股沟和腹部，刺激背部和臀部肌肉，延展胸腔的空间，给练习者带来自信。每个人都可以练习舞蹈式，而只有那些柔韧度极高的少数人能安全地练习舞王式。

（一）练习步骤

1.舞蹈式练习步骤

（1）山式站立，调整呼吸。

（2）将重心放于左脚，弯曲右膝向后，右手握住右脚踝，将脚后跟贴近臀部，双膝并拢。吸气，抬高左臂向上，左手可以结智慧手印。

（3）吸气，延伸背部；呼气，右臂带动右腿向后、向上抬高，左臂带动身体向前、向下，降低上半身，直到右手、右脚、双肩和左手位于同一高度，保持身体平衡。停留5～8个呼吸。

（4）吸气，回到第（2）步，身体直立，膝关节并拢。

（5）呼气，将右腿和左臂分别还原，做反侧练习。

2.舞王式练习步骤

（1）山式站立，调整呼吸。

（2）将重心放于左脚，弯曲右膝向后，右手食指、中指、大拇指勾住右脚大脚趾，向上抬高右腿。

（3）右手手指带动手臂，肩关节翻转过来让手肘指向上方，左臂向前延伸，掌心向下并与肩平齐，肩关节灵活度高的练习者可用双手抓住脚背，停留5～8个呼吸。

（4）呼气，有控制地收回右脚，双臂还原体侧，调整呼吸，做另外一侧的练习。

（二）注意事项

在练习舞蹈式时，要尽可能地让身体保持稳定，支撑腿的膝关节不能超伸。练习舞王式时，可先使用伸展带辅助练习，循序渐进，直到完成最终体式。

二、单腿站立手到脚式

此式包含四个连在一起的体式。这几式可以单独练习，帮助增强身体的平衡能力，锻炼大脑的专注力，增加腿部的稳定性，作用到腰腹部核心肌群。

（一）练习步骤

（1）山式站立，调整呼吸。

（2）把重心放于左脚，弯曲右膝，将右大腿向上抬高靠近腹部，用右手的食指、中指和大拇指勾住右脚的大脚趾。

（3）继续稳定身体重心，缓慢地将右腿向前伸直，停留 5 个呼吸。这是第一式。

（4）将右腿向旁侧打开，转动头部向左，眼睛看向左方，停留 5 个呼吸。这是第二式。

（5）将右腿向前伸直，双手扶住右腿，收紧核心肌群，缓慢地让身体靠近右腿，停留 5 个呼吸。这是第三式。

（6）保持腿部继续向前伸直的状态，将双手回到髋部，停留 5 个呼吸。这是第四式。

（7）呼气，将右腿落回地面，放松身体，调整呼吸。做反侧练习。

（二）注意事项

首先，在练习此类体式时，要尽可能地收紧腿部、腰腹部肌群，把重量均匀地分布于全身，以减少支撑腿的压力。

其次，尽可能摆正髋部，只有这样才能帮助身体获得稳定。而腿部肌群僵硬是影响练习者顺利完成此式的主要原因，可以先多进行拉伸腿部肌群的练习，缓解了腿部僵硬之后再来练习此式。

三、叭喇狗式

（一）作用

叭喇狗式是基于腿部的拉伸和肌肉的用力，通过这一系列的动作可以刺激消化系统，释放椎骨的压力，缓解手臂、肩带和上背部的僵硬感，并且打通从脊椎到大脑之间的通道。

（二）练习步骤

（1）从山式站立开始，吸气，右脚向右侧迈出大约140厘米，将两臂从侧面平举。调整双脚位置，使双脚的位置正好处于对应的两臂的手腕处，拱起足弓。

（2）舒展脚掌，慢慢将气呼出，把双手放在髋部，两只脚紧踩着地面。然后缓慢吸气，向上伸展脊椎，尽量将呼吸放松，让气流进入背部和骨盆，保持收腹收束式。

（3）继续缓慢地呼气，将背部向前伸展，顺着髋部将背部进一步向下弯曲，把双手尽可能地放在双脚之间的地面上，张开手指，将注意力集中在双手上，看看它是否与肩同宽。

（4）拉长脊椎，吸气的同时将胸部向前倾斜。这时候注意力集中在前方，保持颈部的拉长和脊椎在同一条直线上。用力上提大腿的肌肉，肩胛骨呈收拢下滑状态。

（5）缓慢地将空气呼出，为了进一步在髋关节处转动，将骨盆向前倾，双手放在身后，头顶抵着地面，指尖和脚跟成一条直线，将肘部弯曲，让它位于手腕上方，向上滑动肩胛骨，让它远离地面。缓慢地进行自然呼吸5～10次，背部顺从重力自然向下。为了保持双腿的力量，向上收紧大腿肌肉。双膝外转可以避免膝部的内收或僵化。这个时候的凝视点是鼻尖，舒展脚掌，胸部向前提起、慢慢地吸气，目光的凝聚点随之上移。呼气，拉伸背部与地面平行，双手置于髋部，然后吸气并起身站直。

（三）注意事项

如果感觉背部和腿部肌肉拉伸过度，可以将膝盖弯曲，但是弯曲的膝盖必须位于脚趾的正上方，双手放在地面上，与肩部垂直。也可以在双手下垫几块瑜伽砖辅助练习，这样双腿伸直的时候就不会觉得背部紧绷得难受了。

四、站立后弯式

（一）作用

站立后弯，主要是延伸并弯曲每一节脊椎，让它变得灵活，让脊柱神经兴奋起来，增强中枢神经系统的传导，焕发人的精神活力。

（二）练习步骤

（1）山式站立进入。

（2）双手掌扶髋部两侧。

（3）胯部稍微向前，双肩后旋，开始让躯干往后。

（4）抬头看向天花板，让手臂支撑你的重量，尾骨内收，双腿发力。

（5）保持5～8次稳定的呼吸。

（6）退出体式，吸气，从胸口开始把身体带起向上，呼气，回到山式。

（三）注意事项

初学者如果找不到推髋的那种感觉，也可以用手在腰后加以用力，帮助髋部向前推送。直到上半身弯到自己合适的程度，然后保持几秒钟。保持的时候，一定要顺畅地呼吸，不要憋气。在做这个动作时应尽可能确保肋骨内收，腹部内收，如果出现了肋骨外翻、鼓肚子的情况，应根据自身状况将后弯幅度适当减小。练习站立后弯后，必须要用一个前弯的姿势来缓解后弯所带给脊柱的压力。另外，在练习过程中不要加入太多的后弯练习。

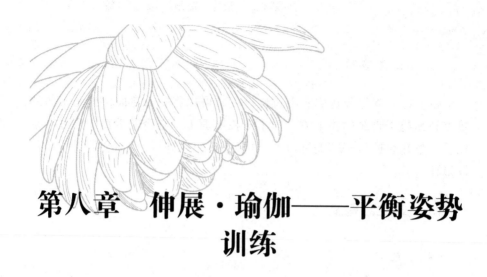

第八章　伸展·瑜伽——平衡姿势训练

第一节　瑜伽平衡姿势基础难度

一、树式

树式（图 8-1）是瑜伽平衡姿势中较为常见也是很基本的训练体式。树式让自己好像一棵树一样全身直挺单腿站立于地面，头部感觉有根绳子在向上拉。通过这个体式的练习，可以提高人体的平衡感和专注力。同时还能锻炼脚踝，加强足弓和髋关节的灵活性。

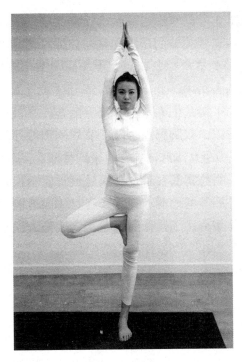

图8-1　树式

（一）练习步骤

（1）保持山式站姿，自然且均匀地呼吸。

（2）右腿屈膝，将右侧髋关节向外旋转90度，重心落在左脚上，右脚尖点地。

（3）将右脚脚掌抵在左腿根部内侧，右膝关节向外展开，右脚和左腿共同发力，使身体保持稳定状态。

（4）双手可以放于胸前合十，眼睛看向前方一个固定的点，集中注意力，或者将双手合十高举过头顶向上延伸。

（5）呼气，将双手松开，右脚落回地面，左脚放松，换另一侧继续练习。

（二）注意事项

第一，在练习树式时，为了保持身体的平衡，尽量将自己冥想成一棵树，那样有利于意识的集中。

第二，因为树式可以看作用单腿站立来保持平衡的体式，所以练习者在练习时应当注意膝关节的压力。一部分练习者容易将压力过多集中于膝关节后方使膝关节产生紧张感。由于膝关节为下肢中的灵活部分，在练习中容易将重力集中于此，所以在练习树式时，要注意放松和保护膝关节。树式中的平衡是依靠全身各部分的合作来进行的，而不只是依靠地面上的脚。所以，双脚脚踝、膝关节外侧和髋外侧要构成一条能量线，来帮助身体把力量从脚底向上升，来到臀部上，再向上延展。

第三，屈腿一侧的髋部容易过高而导致骨盆不正并失去平衡感，因此在把膝关节向外展开的同时，还需要将身体向地面方向下沉，帮助身体将髋部摆正。髋关节过于紧张而无法将脚放至大腿根部的练习者，可以将其放于膝关节处来降低这个体式的强度。

第四，需要提醒大家的是，手臂举得过高会给心脏带来一定的压力，所以高血压、心脏病患者需谨慎练习此体式。

二、鹰式

练习鹰式可拉伸肩膀、上背部和臀部，强化腿部、膝盖和脚踝，促进血液循环，促进消化，提高平衡能力。

（一）练习步骤

（1）以山式站立，弯曲左膝盖。

（2）右腿由前向后绕过左膝，叠放在左大腿上。

（3）右脚勾在左小腿后，使右腿胫骨紧贴左小腿，右脚大脚趾刚好勾住左脚脚踝内侧上方。右腿完全绕在左腿上。

（4）保持重心在左腿上。

（5）弯曲肘部，让左肘叠放在右肘上，使双肘在胸前上下重叠，双手臂相绕，小手臂垂直于地面，两掌合拢，手指伸直并拢指向天空。

（6）停留此姿势15～30秒，然后松开双腿和手臂回到山式。交换另一侧重复以上练习。

（二）注意事项

练习这个体式时，应尽量保持均匀呼吸，手臂交叠后，手肘尽量向上抬，令上臂保持与地面平行，这样手臂能得到更有效的拉伸；弯曲的膝盖绷直后，可以使身体更具有平衡感，脚部更能稳稳地站立在垫子上，控制好身体的平衡；脊柱尽量伸直，不要向前倾。

三、虎式

（一）了解体式及功效

虎式模仿老虎而成，是猫式的延伸练习。同猫式一样，虎式能缓解髋部肌肉僵硬状态，灵活脊柱，缓解背部僵硬，也能锻炼大腿，塑造臀部线条，还能锻炼身体的平衡能力。

1.缓解髋部肌肉僵硬状态

长期伏案工作的人平日里很少能够锻炼到髋部，这就很容易使髋部肌肉变得僵硬，臀部也会变得扁平。瑜伽中的虎式体式能够使髋部肌肉得到很好的拉伸，并缓解久坐带来的肌肉僵硬问题，使髋部肌肉变得韧性十足。

2.灵活脊柱，缓解坐骨神经痛

长期坚持瑜伽虎式训练的人，通过延展脊柱动作，能够更好地激活脊柱活力，使僵硬的脊柱恢复原有的弹性，并且在拉伸腰背的同时，还能进一步促进腰背部的血液循环。这个体式对于那些长期被坐骨神经痛困扰的人而言，可谓大有裨益。

3.减掉腰腹部、腿部赘肉

瑜伽虎式训练不仅可以缓解人们髋部肌肉僵硬、坐骨神经痛等问题，同时还能有效拉伸腰腹部和腿部肌肉，从而促进血液循环，增强身体新陈代谢能力，加快脂肪燃烧速度，起到完美塑形的效果。

4.塑造臀部线条

坚持瑜伽虎式训练可以拉伸容易被忽视的臀部肌肉，增强肌肉弹性和韧性，有效改善臀部扁平的状态，使臀部呈现紧致且饱满的视觉效果。

5.增强身体的稳定性和平衡性

虎式需要靠一条腿来保持平衡，因此练习这个体式还能使人身体的平衡能力得到锻炼，让身体变得更加稳定。

（二）练习步骤

（1）保持自然呼吸，使双腿并拢跪于地面，上半身与双腿成90度角；双手放在地板上，手指指尖向前，使手臂与地面垂直，上半身与地面平行，脊柱伸直。

（2）吸气，使脊柱略为下沉，形成一条弧线；将左腿缓缓抬起，并让其在身体后侧伸直，与地面平行，左脚尖向内勾起；同时头部向上抬，使视线看向斜上方，扬起下巴，使脖颈处于伸展状态。

（3）呼气，将腿慢慢地收回，腹部内收，使膝盖向头部靠近，下腰背向上推，使其成为拱形；同时低头弯曲膝盖尽量使其靠近下颌，保持脚回勾不落地，大腿肌肉收紧。

（4）保持自然呼吸，完成5～10次动作，但是初学者应该遵循循序渐进的原则调整动作次数。

（5）动作完成后，让身体处于自然状态放松下来。

（三）注意事项

首先，保持骨盆的正位和端正，不要东倒西歪，一高一低。其次，如果感觉膝盖疼痛，可以在身体下方垫个毛毯，减轻膝盖的压力。再次不要憋气，保持正常的呼吸，这一点所有的瑜伽体式都适用。最后，腰部有伤的话尽量避免练习瑜伽虎式。

四、后仰支架式

后仰支架式（图8-2）是哈他瑜伽体式之一，属于卧姿瑜伽体式。在这个体式中，整个身体的前部都得到强烈的伸展。练习这个体式能够消除疲劳，扩展胸腔，伸展腿部、腹部、喉部，锻炼手腕和脚踝，长期坚持还能增大肺活量，增强手臂力量，提升臀围线；缓解生理期不适。

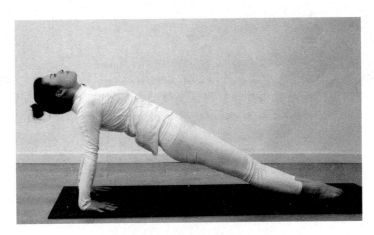

图 8-2　后仰支架式

（一）练习步骤

（1）坐在地面上，双腿向前伸直。

（2）将双手掌放于臀部后侧，离臀部约一个手掌的距离，手指向前。

（3）呼气，弯曲双膝，脚掌踩于臀部前侧适当位置，双腿并拢。

（4）吸气，手推地面，打开肩膀，抬起臀部向上至身体约平行于地面（初学者可做到此阶段）。

（5）呼气，伸直双脚，脚尖自然着地，内收双腿，面部朝上，保持自然呼吸。

（6）呼气，臀部放于地面，屈膝盖，手抱着小腿，坐于地面休息。

（二）注意事项

第一，收紧腹部和大腿内侧，避免双腿外旋；打开胸腔和肩膀，头部不要往后掉，保持与脊柱一条直线伸展。手臂垂直地面，手腕在肩膀的正下方，尽量让手臂内旋。肩胛内收，打开胸部向上，肩头向地面伸展。

第二，不能长时间保持的练习者，可以采用动态方式练习此体式：吸气时抬高臀部，呼气时放于地面，重复多组练习，这样也可以很好地加强核心和手臂力量。不能控制双腿要分开的，可以在膝盖处夹一个瑜伽砖，提高大腿内收的意识。

五、幻椅式

幻椅式（图 8-3）是指身体如同坐在一把假想的椅子上。对于练习者而言，能够保持标准姿势并非易事，当调动全身肌肉时才会感到轻松。

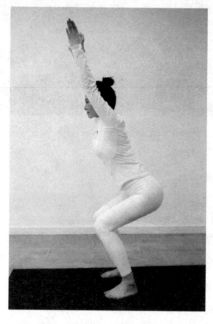

图 8-3　幻椅式

人们在进行幻椅式训练时，骨盆应位于身体正中央。骨盆不仅是生殖、消化、排泄器官的所在，同时也是脊柱能量流的控制区域，因此这一姿势的标准度要求比较高。当动作到位，就能激活人体，使人拥有充沛的精力；倘若姿势有误，骨盆没有摆正位置，那么将会使身体失衡，并引起下背部疼痛和膝盖、踝关节的过度负载。

长期坚持幻椅式训练的人，可以舒展脊柱，放松肩部、手臂的肌肉，缓解酸痛感，改变其僵硬状态；扩展胸腔，纠正含胸驼背等不良体态，同时还可以伸展腿部肌群，灵活膝、踝关节，拉伸腿部韧带，改善腿部畸形，预防小腿痉挛等腿部疾病，燃烧腰腹部多余脂肪，使臀部肌肉变得更加紧实，有效塑造身形。

（一）练习步骤

（1）山式站姿，膝盖缓慢弯曲，指尖指向地板，脚跟踩地。

（2）保持膝盖弯曲状，手臂经体侧向上缓慢举过头顶，使二头肌与耳朵处于同一水平面。手肘伸直，使前臂向内旋转。

（3）姿势固定好，躯干略微向前倾斜，将胸腔打开放松，双手手掌相对，臀部向下，使大腿与地面保持平行，大腿肌肉收紧，上半身保持伸展拉长背部，注意不要翘臀。

（4）保持这一姿势深呼吸几次。

（二）注意事项

在进行幻椅式训练时，注意膝部与肘部与手臂的姿态是否标准，此时，练习者应该尽力打开胸腔，使脊柱处于挺直状态，上部手臂尽量向上伸，肘部不能弯曲，屈膝时双腿尽量并拢，这样才能有效美化背部曲线，从而改善人的体态。

六、幻椅式扭转

在幻椅式的基础上进行扭转脊柱的练习是幻椅式扭转。幻椅式扭转不但具有幻椅式的功效，还能锻炼脊柱的扭转能力，帮助练习者打开胸腔，缓解腰背部的不适。

（一）练习步骤

（1）山式站立，双脚并拢，双手合十于胸前，调整呼吸。

（2）呼气，弯曲双膝，来到幻椅式。

（3）吸气，延展上半身；呼气，上半身向右侧扭转，将左大臂外侧抵于右大腿外侧，调整呼吸。

（4）呼气，将身体向右侧扭转——左手肘抵住右大腿找到平衡，双手掌轻柔地对推并抵于胸骨处，慢慢地将整个上半身向后展开。微收下巴伸展脖颈后侧，再转动头部，眼睛看向右后方，停留5~8个呼吸。

（5）呼气，放松头部向下；吸气，稳定双腿，将上身立直回正。做反侧练习。

（二）注意事项

首先，瑜伽中把脊柱的扭转比喻为"螺旋式""扭毛巾"：在扭转时既要感受每一节脊椎骨，也要感受整条脊柱的螺旋状扭转。同时，因为脊突的分布是向下的，所以，如同扭毛巾一样来扭转脊柱可避免挤压脊突，让扭转变得更加舒适。

其次，要保持腿部和臀部的稳定，才能在这个体式中达到扭转的效果。膝盖有问题的练习者尽量避开这个体式。腰部有问题的练习者要特别注意关注腰椎段的感受。

七、战士第三式

战士第三式（图8-4）延续战士第一式的训练，向人们展示的是站姿的雄健坚定、体态的平稳和平和的内心。这个站姿既能够增强身体的平衡感，也可以提高注意力集中的能力。在此训练过程中，需要练习者自动收紧腹部，使腹部的内脏器官得到按摩，脊柱的柔韧性得到提高。长期保持战士第三式站姿训练，不仅可以激活脑部细胞，使人思维更加敏捷，还能够锻炼腿部乃至全身肌肉，从而激发身体活力。

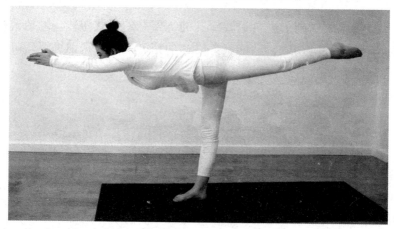

图8-4　战士式第三式

（一）练习步骤

（1）双脚并拢站立于瑜伽垫上，深吸气，双脚打开约两个肩宽，左右脚尖向外，朝向左右两侧，脚掌平放于地面上，双臂从身体两侧缓缓抬起，平伸，与肩齐平，脊柱向上延伸。吸气，同时将右脚向右侧转动90度，左脚向内转，身体朝向正前方，不可左右摆动。

（2）吸气，将双臂抬过头顶，双掌合十，双臂夹于耳后并尽力伸展。呼气，弯曲右腿，上身在保持伸直的状态下缓慢前倾，挺直脊背，左腿伸直。左脚脚尖点地，以腰部为中心，将左脚跟微微抬起，同时收紧腹部，使双臂、颈部、背部与左腿均在一条直线上。保持这个姿势2～3次呼吸的时间。

（3）再次吸气，把身体的重量放在右脚脚掌上。呼气，将右膝伸直，将左腿缓慢抬起腾空，此时需要腰腹部集中力量，保持身体平衡。双臂向前延伸，以盆骨为中心，将身体保持在水平延伸的状态，目视地面，保持站姿约5～8次呼吸的时间，缓慢收回身体，换另外一侧进行同样的训练。对于初学者而言，为了保持身体平衡，可以将双手放在起支撑作用的左腿膝盖上，以维持身体平衡。

（二）注意事项

在进行战士第三式训练时，应注意每个动作的细节，只有保证每个动作都精准到位，才能使腿部乃至全身得到有效拉伸，提高练习者的平衡力，同时使身体保持放松状态。具体如下：在左腿抬起之前，应收紧腹部，并使腹部与腿部紧贴，双臂放于两耳侧旁，腿部肌肉保持伸直；伸直右腿时，动作定要缓慢稳定，左腿保持伸直状态，脚尖内勾，有一定的紧张感；注意力应放在骨盆中间，臀部两侧也要保持在同一水平线上。

第二节　瑜伽平衡姿势中等难度

一、虎式变体

瑜伽体式中的虎式变体是以虎式为基础发展而来的，对人体腿部和脊柱有极大的益处，能够很好地提高人体平衡能力（图8-5）。虎式变体主要燃烧腿部和髋部脂肪，对于塑造腿部线条很有效果，同时还能提臀和紧实臀部肌肉，对生殖器官也能起到一定的强健作用。

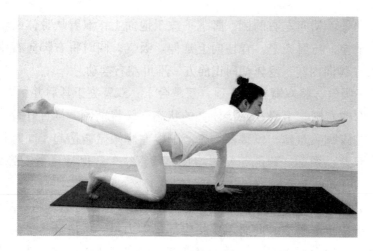

图 8-5　虎式变体

（一）练习步骤

（1）保持均匀呼吸的状态，双腿并拢跪于地面，将臀部坐在双脚跟上，脊背挺直，使双手接触地面，呼气时将上半身前倾，慢慢将臀部抬起，使身体与地面平行，大腿与小腿保持垂直角度。手掌、膝盖与地面接触，肩关节与手掌位于一条直线上，髋关节与膝盖位于同一条直线上。

（2）自然吸气，左腿缓慢抬起向后伸直，与地面平行。此时，右臂抬起向前伸直，与左腿在同一直线上，注意髋部不要外翻，微微抬头，看向前方，身体保持平衡状态，保持约 20 秒，变换另一侧再做同样的练习。

（二）注意事项

练习时将手臂向前伸直；腿部抬起时，不要将髋部外翻，注意控制其尽量放平；让左腿伸直，不要让膝盖弯曲；左脚脚尖保持内勾状。

二、半月式

瑜伽体式中的半月式（图 8-6），属于站姿体式中的一种。取名半月式，是因为它的动作姿势弯曲形如半月。在进行半月式瑜伽练习时，人体的脊椎会得到最大限度的伸展，从而使脊柱的柔韧度得以增强；同时还可以有效减少腰腹部的多余脂肪，使大腿内侧的肌肉得到锻炼。对于有坐骨神经痛的患者而言，经常进行半月式训练，可以有效地缓解病痛困扰。这个体式还可以改善肩膀的不良姿势，从而促进双脚血液循环，提升训练者的专注力。

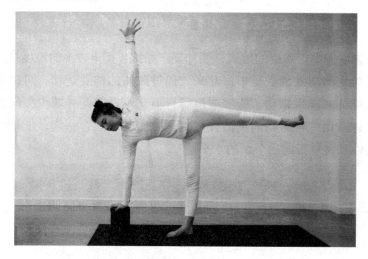

图8-6 半月式

（一）练习步骤

（1）保持山式站立。呼气，双脚分开，将右脚向右旋转90度，从腰部开始，身体向右侧下沉，右手支撑在地面或者瑜伽砖上，五个手指指腹压于地上或是瑜伽砖面上。

（2）当身体向右侧下沉弯曲时，右手手掌距离右脚跟大概30厘米，指尖触地，左脚脚趾朝向外侧，左手手臂放于左臀上，保持这个姿势且自然呼吸。

（3）再次呼气，将头转向上方，左手臂向上伸展，胸部向左旋转，保持左肩向上，左腿抬起，双手手臂张开在空中成一条直线，将身体重量放在右腿上，保持平衡，左腿绷直，同时右膝不可弯曲。保持这个姿势30～60秒，深长均匀地呼吸。

（4）抬起躯干，左脚回到地面，恢复山式站立，更换另外一侧重复这个体式。

（二）注意事项

脚跟与同侧坐骨在一条直线之上，髋部前侧要向外侧尽可能打开。初学者和生理期女性可以靠墙练习。

三、侧伸展三角式

作为瑜伽中等难度的体式，侧伸展三角式（图8-7）的难度进一步提升，同时它的功效也变得丰富起来。通过肢体的伸展运动，可以有效促进血液循环和肠胃蠕动，能够缓解肠胃消化不良问题并减少腰间多余脂肪。此体式训练将运动的灵活性与力量感完美地融合一起，能把练习者的灵活性和力量带向一个新的水平。

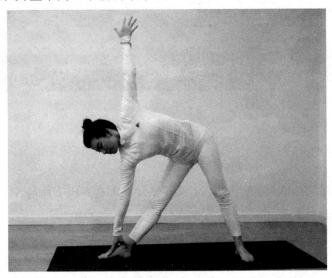

图 8-7　侧伸展三角式

（一）练习步骤

（1）保持山式站姿立于瑜伽垫之上，将双脚分开，宽度以双臂伸向两侧平举时，脚后跟与手腕在一条垂直线上为准。

（2）左脚朝内，右脚向右外侧旋转90度，同时右腿从上到下随着右脚整体向外旋转。

（3）吸气时将双臂侧平举，手掌心朝向下方，使脊柱得到拉伸。

（4）保持自然呼吸，呼气时将躯干向右侧弯曲，将右手放于右脚附近的地面上，左手臂抬起，与右手臂在一条直线上，左手手掌朝前，头向上抬起看向左手，深呼吸保持3～10秒。

（5）保持姿态让身体进行拉伸动作。

（6）让身体后侧背部尽可能地聚拢在一起，使胸部最大限度地扩张开。

（7）保持这样的姿势大概有三次的呼吸之后，吸气时，用力下压双脚，从而起到拉伸腿部的作用，保持深度呼吸3～60秒。呼气时，将手臂回到侧平举的状态，伸直右腿，双脚转到前面，保持双腿并拢站姿。

（二）注意事项

如果按照上述动作无法保持身体姿势，则可以根据自身情况将动作进行调整，尤其是对于初学者而言，如果将手掌直接放于地面有难度，可以借助瑜伽砖将手放于砖面之上。或者是由简易姿势来替代常规动作，有时右腿也可稍微弯曲，关键在于骨盆和脊椎的位置应正确，同时注意其他部位的反应。

四、站立手抓脚趾式

站立手抓脚趾式（图8-8）通过单腿站立，另一条腿向前伸展，用手抓住伸展腿的大脚趾来修正腿型，让双腿看起来更笔直、修长。这个体式还可以消除背痛，减轻腰痛、坐骨神经痛、风湿性关节炎以及腰椎间盘突出。

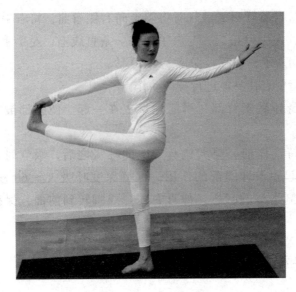

图 8-8　站立手抓大脚趾式

（一）练习步骤

（1）首先身体以山式站立姿势开始，双肩自然下沉，双手臂分别置于身体两侧，身体保持竖直站立于地垫上，打开胸腔，维持流畅的呼吸，然后将身体重心移动到右脚的全脚掌上，抬起左腿，屈曲左膝向胸部的方向抬起，同时抬起右手，将右手手掌轻抚住右侧腰部处，初级者为了保持体式的力量和完整性，可抬起左手与右手位置大致齐平，以此减少晃动，提高平衡感。

（2）然后向前平直伸展右手手臂去抓握上抬的左腿的大脚趾，手抓握脚的动作应为以右手的食指和中指从脚部大脚趾的内侧，大拇指位于大脚趾的外侧方向，穿出环绕钩住大脚趾。左腿膝盖不屈曲，左腿平直延展。

（3）当左手手指握住左脚的脚趾时，身体可微微向内旋转，右腿的大腿内侧处腿部肌群保持紧绷发力状态，呼气，尽量向前继续延展左腿至完全平直状态，腰背部保持挺直状态，头颈部保持竖直，双眼目视前方，待身体保持稳定后，保持动作姿势20秒后，再换腿进行操作练习。

（二）注意事项

（1）腿部在竖直站立时，膝关节要保持伸直稳定状态，不要出现膝盖超伸的现象，臀肌保持紧绷发力的状态帮助身体骨盆处于中立位置并且保持稳定。

（2）当想要用手臂辅助进一步将腿抬高时，可以有意识地收缩胸大肌和三角肌前束部分，使手臂尽量抬高从而辅助带动腿部上抬，当腿部抬得更高的时候，臀大肌和腘绳肌、腓肠肌可以得到更好的拉伸。

（3）腿部的抬高，手臂仅仅起到辅助作用，正确的发力方向是使用屈髋肌的力量抬高腿部，初学者找不到发力的位置时，可以用一只手先扶住墙面帮助身体稳定，只单独屈曲膝盖，将膝盖向上抬高，去找到屈髋肌群发力的点。

五、笨拙式

笨拙式（图8-9）瑜伽体式训练可以强健大腿与小腿、臀部肌肉群，使人体髋关节得到伸展，对缓解背部下侧紧张状态以及腰椎间盘突出问题有着重要作用，同时可以使腿部、臀部肌肉得到伸展，促进膝、踝关节处的血液循环。

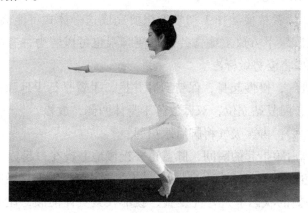

图8-9　笨拙式

（一）练习步骤

（1）站立，双腿分开与肩同宽，脚趾向前，脊柱挺直，双臂自然垂于体侧。

（2）吸气，向前抬手臂与地面平行，手心向下，手指并拢收紧肌肉，注视前面固定一点，保持均匀呼吸，脚跟固定在地面上，呼气，身体慢慢向下坐。

（3）直到大腿与地面平行，就好像坐在一把椅子上。注意保持手臂平行于地面，半蹲成直角，脚跟不要离开地板，膝盖保持分开。

（4）脊柱不要向后弓，分别向上、下伸展脊柱，好像后背顶靠于墙上，重心在脚跟，此时脚趾感觉离开地板，好像要后倒，保持脚、膝、手分开与肩同宽，均匀呼吸，保持 10 ～ 20 秒。

（5）吸气，慢慢起身，回复身体直立；吸气，抬起脚跟，到最大限度，手臂保持与地面平行。

（6）呼气，屈膝，降低重心，此时脚跟会抬得更高，进一步向上，脊柱要挺直，让大腿平行于地面，均匀呼吸，保持 10 ～ 20 秒。

（7）吸气，慢慢抬起身体，回复站立位；呼气，脚跟放落地面，手臂保持平行于地面；吸气，再次抬起脚跟，将膝盖并拢在一起。

（8）呼气，屈膝，重心向下，臀部触脚跟，重心压在脚跟上，膝盖保持并拢，脊柱挺直，腹部微向前，让手臂平行于地面，手心向下均匀呼吸，保持 10 ～ 20 秒。

（9）（初学者替换动作）初学者想要完成这一体式可能会有些困难，因此可以在脚跟下方放上瑜伽砖，以便脚跟也可以着力，有助于保持重心，但切记要将姿势做标准。

（10）吸气，慢慢起身，保持双膝并拢，手臂平行于地面；呼气，膝盖分开伸直，回复站立位，双臂放落于身体两侧，放松。

（11）然后，再次吸气将脚后跟抬起。

（12）脚后跟抬起的瞬间，膝盖也要慢慢地并拢在一起。

（13）再次呼气，这次力度加大，将重心下移至臀部碰触脚后跟，膝盖始终在并拢的状态下，脊柱挺直，腹部收紧身体前倾，让手臂与地面平行，手掌心朝下，均匀呼吸 10 ～ 20 秒。

（14）再吸气，将身体慢慢上移，保持膝盖并拢的状态，手臂与地面平行。

（15）再呼气，膝盖分开伸直，恢复山式站姿，双臂自然垂于体侧，保持放松的状态。

（二）注意事项

这组中等难度的瑜伽体式对于初学者而言，具有一定难度，这时候练习者可以借助瑜伽砖的辅助作用，将其放在脚后跟的下方，以便脚后跟底部发力，保持身体重心，最终达到姿势标准的目标。在进行此训练时，腰背需要始终保持在伸直的状态下，下蹲时尽量使大腿与地面平行，脚后跟也需要在最大限度内抬起，只有这样，才能达到最佳的锻炼效果。

六、侧前屈伸展加强式

侧前屈伸展加强式作为瑜伽平衡姿势训练中的中等难度体式，它的体式形态与名称有些对应不上。整个姿势体态中，练习者可以自由地旋转腿部，使其前腿后部肌肉得到有效拉伸。整个动作由头部向外伸展带来身体两侧的伸展，可以说侧前屈伸展加强式体式的名称就是这样得来的。在做这个动作的过程中，肩部与臀部最大限度地拉远，使腰腹部肌肉收紧，腰腹两侧得到有效拉伸，同时为胸腔创造出更多的空间。

坚持侧前屈伸展加强式训练的人，可以缓解臀部和腿部的肌肉紧张，使大脑在平静的状态下，让人体的髋关节、脊柱得到良好的拉伸，恢复关节和脊柱的弹性，增强腿部力量，刺激腹部器官，纠正人体肩膀下垂等体态问题，同时有效缓解消化不良等症状。

（一）练习步骤

（1）保持山式站姿。呼气，将双脚分开 90 ～ 105 厘米，同时左脚向内侧旋转 45 度至 60 度，右脚向右旋转 90 度，并且保持双脚处于同一直线上，收紧大腿内侧肌肉的同时，要保证右腿的膝盖与脚踝位于同一中心线上。动作过程中将双手放于腰的两侧。

（2）呼气时躯体右转，在躯体旋转时应保持平衡，脚部与地面紧贴，双腿的腿部肌肉加紧，并且收紧臀部使尾骨向下沉；上半身保持挺直，腹部收紧，背部的肩胛骨两侧向中部夹紧，使身体有向后仰的感觉。

（3）呼气时保持上身前倾至与地面平行；同时双臂从体侧向上、向前伸展，双手手指向前方伸展，双手掌心相对，双臂放于两耳侧，保持肩部下沉；头部向正前方伸展，脸朝地面，使身体从尾骨到手臂构成一条直线；脊椎成一条直线，在整个动作过程中，脊椎、头顶、尾骨、胸骨等处都要尽量向前伸展，拉伸整个脊椎，保持双膝盖收紧并伸直。

（4）保持侧前屈伸展加强式姿态时，均匀呼吸坚持 15～30 秒。当身体的柔韧程度达到的情况下，可以加深动作难度，控制自己的胸部靠近腿部，加大拉伸感，背部保持挺直。最大限度地保证腿部能够紧贴胸部，保持动作 15～30 秒，然后吸气缓慢抬起上半身。按照整套动作流程换另一侧继续训练。

（二）注意事项

如果侧前屈伸展加强式训练动作不到位、不够精准的话，就有可能出现骨盆倾斜、脊柱侧弯以及影响双腿后侧的伸展等问题。因此，在做动作时要注意各肢体部位是否放于正确的位置，否则训练不仅没有效果，还会对人体产生负面影响。

第三节　瑜伽平衡姿势高等难度

一、单腿脊柱前屈伸展式

对从未接触过瑜伽训练的新手来说，认识一个瑜伽体式的最直观方式便是从其名称入手。作为瑜伽平衡姿势中的高等难度中的一种，单腿脊柱前屈伸展式（图 8-10），就是单腿站立，身体前屈，抬高一条腿。

这个体式可以使腿部肌肉更加紧实，美化腿部线条，让腿部韧带具有弹性；让臀部肌肉更加紧实，起到提升臀部、美化臀形的作用；使人体的平衡能力得到提高；还可以让血液倒流至大脑，滋养大脑，从而使面部肌肤更加光滑滋润，让人头脑清醒和振奋。

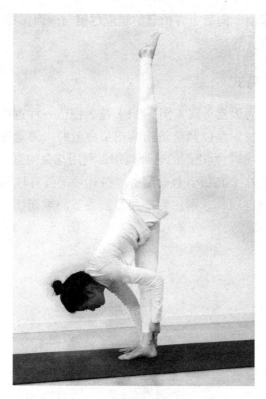

图 8-10　单腿脊柱前屈伸展式

（一）练习步骤

（1）吸气，保持山式站姿，将双臂自然下垂于身体两侧。

（2）呼气，将身体前倾，左腿缓慢向后，同时上身下沉，双手撑地。

（3）左腿继续向后伸展，腿部尽量绷直，让自己的胸腹向右腿靠近，弯曲双肘，双手尽量握住右脚脚踝。

（4）左腿向上伸展与右腿成一条直线，双腿绷直，让胸腹贴近右腿的同时，双眼目视地面，大约保持几个自然呼吸的时间，缓缓放下左腿，身体还原，再换另外一条腿进行练习。

（二）注意事项

在整个过程中，应尽量让身体不要左右摇摆，双腿绷直，让其在一条直线上不能弯曲。向后上方抬起的腿应尽量与地面保持90度角，不要向其他方向倾斜。

二、天堂鸟式

许多人都认为天堂鸟式（图 8-11）是因模仿一种古怪的热带鸟类而得名，但实际上，它是以热带植物的花朵命名的。天堂鸟式通过模仿以"自由、吉祥、幸福"为花语的热带植物，利用花朵的意象，让练习者在精神和身体上为这个高级姿势做准备。该式可增强脊柱和背部的柔韧性并伸展肩膀，强健腿部，增加臀部和膝盖关节的柔韧性，改善平衡，打开腹股沟，伸展腿筋。

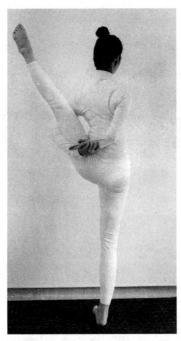

图 8-11　天堂鸟式

（一）练习步骤

（1）从侧角式开始。右腿弯曲，左腿向后伸展。

（2）向下看右脚。左肘放在大腿下方，右手抓住左手腕。

（3）绑在适当的位置，慢慢将左腿向前，保持这个姿势几次呼吸。

（4）启动腹部肌肉，把一些重量放在左腿上，开始向上拉，把绑住的腿带起来。在这里，你可以保持膝盖弯曲，直到找到平衡。

（5）平衡腿的脚牢牢地放在地上，双腿的股四头肌应收缩以保持平衡和支撑，抬起的腿的腘绳肌应参与支撑打开和拉伸。

（6）当找到平衡时，把腿完全伸直。脚趾放松，指向天空。

（二）注意事项

如果左手无法抓住右手，可以借助瑜伽带。

三、扭转半月式

扭转半月式（图8-12）作为半月式的变体，在半月式的基础之上再次将难度提升上来，它对提高人体的平衡能力和提升核心力量有很大的帮助。具体来讲，主要有以下作用。

（1）可以收紧腿部肌肉，增加关节的力量。

（2）在练习时，腰腹肌用力，使其肌肉更加紧实。

（3）由于腰部、背部和腹部需要同时发力，因此有塑形减脂的效果。

（4）练习中不仅涉及腰腹背部的锻炼，双臂与腕关节部位的力量也可以得到强化。

（5）由于训练中涉及身体的旋转，尤其是人体下半部的转动，对骨盆、骶骨、下背部肌肉、关节的稳定性有一定的强化作用。

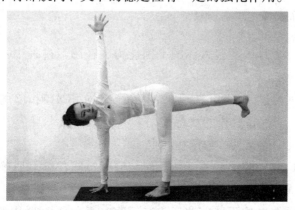

图8-12　扭转半月式

（一）练习步骤

（1）保持山式站姿，自然呼吸，双臂自然下垂于体侧，将双腿分开两倍肩宽的距离。

（2）转动双脚，调整站立方向，将左脚向外侧旋转90度，右脚向内旋转30度，保持吸气状态，将双臂侧平抬起。

（3）呼气，将左膝盖弯曲，使左大腿与地面相平行，同时右小腿垂直于地面，保持均匀呼吸2～3次。

（4）将上半身躯干缓慢向左转，身体保持前倾状态，使上半身与地面平行，然后将右手放在左脚大拇指的前方约30厘米处地面上。左手放在身体左髋部。

（5）向左转动头部和面部以及上半身躯干，将身体重心放于右手和左脚之上。

（6）吸气，将左膝盖绷直，右腿缓缓抬至与地面平行，动作中注意腿部要始终保持伸直状态。呼气，抬起左臂的同时打开左肩，眼睛看向左上方，使双臂位于一条直线上，并与地面垂直，手臂从上下方向伸展，放松肩部，将力量均匀分配在身体的各个部位，保持身体平衡，自然呼吸，保持该体式30～60秒。

（7）体式训练完成后，不急于全身复位，先将双臂侧平举起，当身体处于平衡状态时，上身再慢慢还原复位，动作过程中，右膝盖绷直，回到最初的站姿体位。然后再换另外一侧进行练习。

（二）注意事项

（1）扭转半月式考验人体的平衡能力，在练习过程中，要做到不慌不忙，从容淡定。

（2）在练习这个体式时，腿部自始至终尽量保持挺直的状态，而肩部不要僵持，需保持放松的状态。

（3）体式中应有核心力量在其中。

（4）当把全身的重心放于腿部时，应保持腿部前侧肌肉收紧，膝盖骨绷直，尽量不要弯曲。

（5）向后伸展的腿部应注意将其绷直，臀部肌肉收紧，腹部核心力量保持住，根据体态轻微调整髋部。

（6）在完成扭转半月式练习的过程中，要呼吸均匀，尽量将胸部扩张，后背部肩胛骨收紧。

四、乌鸦式

乌鸦式（图8-13）又被称为起重机式、鹤禅式。对于初次尝试手臂训练的练习者而言，这个体式算是入门级别的体式。这个体式因动作形态而得名。这项练习可以增强手臂和手腕的力量，在收紧背部和腹部肌肉的同时起到拉伸作用，打开腹股沟，对腹部器官起到改善其功能的作用。

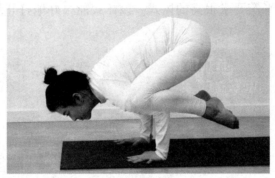

图8-13　乌鸦式

（一）练习步骤

本动作难度较大，在训练前应确保身体各部位已被充分调动起来。

（1）身体下蹲弯曲，双脚向外打开，肘部放于大腿两侧。

（2）将双手放于前方地面上，分开与肩同宽或略宽于肩。

（3）将膝盖放于三头肌上，尽量让肘部与三头肌保持足够远的距离，将脚趾抬起。

（4）目光前视，保持身体平衡。

（5）身体前倾，重心前移，先抬一只脚再抬另外一只脚。

（6）将手臂伸直，后背保持挺直状态。

（7）保持几个自然呼吸的时间，将脚慢慢放回地面，回到山式站姿。

（二）注意事项

（1）保持体式时目光看向前方一固定的点，保持不动，以免压迫脖颈。

（2）在进行此动作时应尽量不要使双臂向外侧张开。

（3）该体式不适宜人群为孕妇和腕管综合征患者。

五、单腿圣哲康迪亚第一式

单腿圣哲康迪亚第一式（图8-14）是一个针对全身的瑜伽姿势。该体式需要上半身力量、核心力量、臀部的柔韧性和腿部的稳定性。这是一个对核心和平衡要求很高的体式。该体式能很好地打开髋部并增强腘绳肌的灵活性。

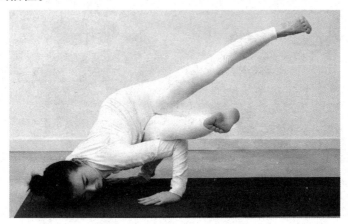

图8-14 单腿圣哲康迪亚第一式

（一）练习步骤

（1）面对瑜伽垫蹲下。向前倾，手掌平放在垫子上。膝盖压在一起。

（2）旋转脚，使膝盖朝向垫子的左侧。慢慢向前倾，同时抬起头。

（3）手臂弯曲成90度角，然后将肘部放在瑜伽垫上面。用力将手掌按入瑜伽垫。

（4）抬起臀部，将右膝的一侧放在由左臂形成的臂架上，进入侧乌鸦式。

（5）将重心向前移到上半身。然后呼气将腿伸直，凝视前方。

要退出姿势，请降低双腿并向后倾以释放施加在手臂上的压力。然后换边练习。

（二）注意事项

在进入姿势之前，最好能熟练掌握乌鸦式。最好先练习其他姿势，使臀部、腹部和腿筋打开，并为手臂和肩膀热身。

六、单臂支撑式

单臂支撑式作为瑜伽平衡姿态练习中难度较高的一种体式，需要腰腹部和双臂拥有足够的力量。在练习此式的过程中，不仅可以锻炼到双臂肌肉群，还可以改善腹腔器官功能，同时对于人体的消化系统也大有裨益，可以改善人体的便秘和口臭问题。

（一）练习步骤

（1）以手杖式坐在地面上，双腿向前伸直，双手放于大腿两侧的地面上，十指张开。

（2）抬升左腿，屈左膝，从后往前绕过左臂，使左大腿后部靠着左上臂后部，尽力抬高左腿。

（3）双掌撑地，双肘绷直。吸气，身体从地面抬起，右腿绷直，与地面平行。双臂支撑身体的重量，保持平衡。保持这个体式20～30秒，正常地呼吸。

（4）呼气，弯曲双肘，身体坐回地面上，放松双臂，左腿回到地面，向前伸直。换右腿弯曲，重复这个体式。

（二）注意事项

单臂支撑式要求双臂和双腿具有一定的力量，而且整个过程中尽量保持绷直的状态，脚尖也要处在紧绷的状态下。练习者初次练习时应量力而行，以免造成伤害。

七、八角式

八角式（图 8-15）是一个不对称的手臂支撑体式，此体式看似很难，但实际上就是一个平衡体式，靠掌握平衡来获得身体的对等状态，主要是靠大腿内收肌群的控制，再加核心力量，还有手臂支撑。

这个该体式可为臀部创造开放的空间，非常有助于增强核心力量和上身力量。

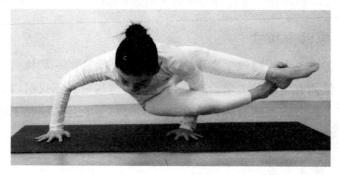

图 8-15　八角式

（一）练习步骤

（1）从盘腿位置将左大腿抱入胸部，将右腿伸直放在垫子上。通过向后和向上按压肚脐来抬起并拉长脊椎，接合核心。

（2）将左臂穿过左膝下方。试着让左膝尽可能高地放在左臂上，甚至可以让膝盖越过左肩。可能需要多次调整才能使膝盖达到最高位置。

（3）将双手掌放在臀部较高侧的地板上，伸直右腿。

（4）按压手掌，将包括右腿和右脚在内的身体从地板上抬起。这是单腿过臂式。右腿需要与弯曲的脚接合才能实现。左腿需要积极地拥抱右臂。

（5）抬起右腿后，弯曲那条腿并将脚移向身体，将右脚踝钩在左脚踝上。

（6）将手臂弯曲 90 度，将躯干的重量向前移动，使其与地面平行。同时，将双腿向左移动，与垫子的前部平行。

（7）尽可能伸直双腿，挤压左臂。抬起头，但不要弯曲脖子。考虑将臀部向后、胸部向前移动。

（8）伸直手臂并将身体重量转移到控制下的臀部以解除这个姿势。换另一侧重复这个姿势。

（二）注意事项

在练习该体式之前，有必要建立核心及上背部力量，确保在推起身体时不会将所有身体重量压在肩关节、肘及手腕力量薄弱的地方。

第九章 舒解·瑜伽——放松休息训练

第一节 不同体位的瑜伽放松休息术

现如今人们经常因为紧张生活的高压而无法正常睡眠，给生理和心理都带来了极大的负担。瑜伽中的放松休息术可以帮助这些群体改善他们的生活状态。它经常用于练习各种体位法最后的放松姿势上，或是穿插在体位法之间。通过这种放松方式，人们在有意识的情况下，自我控制内心状态，让其达到平静、舒适的感觉，对于睡眠严重缺乏者来说，效果较为明显，可以帮助人们快速恢复精力，使头脑思维和肢体动作更加敏捷，改变情绪紧张、焦虑的状况，能够给大家的身心带来极大的益处。

瑜伽训练中放松的姿势多种多样，以下几种就经常被运用在各种体位练习中，用以放松人们的身心。

进行瑜伽放松休息术练习对周围环境要求比较高，应尽量避免有强光射入、巨大的噪声，以及直接被风吹，这些都不利于人们的练习。瑜伽放松休息术对于患高血压和呼吸系统疾病的人群，效果更佳。

一、卧姿放松

（一）仰卧休息

在众多卧姿放松的体式中，仰卧放松休息术被认为是效果最佳的体位。它可以使人的精神和身体得到完全的放松，长期坚持练习，还可以帮助那些长时间患有失眠和心脏病的人减轻症状。

1. 摊尸式

（1）动作方法：轻松地躺在地面上，将双脚张开与肩同宽，双腿自然放平，双臂与身体成 45 度角，掌心朝上放置于地面，努力使身体放松，脖子伸展，下颌略为向内收。两个肩膀与地面贴紧，尽量向外伸展，让腰部与地面相贴。

闭上双眼，让身体从上至下呈现放松状态；注意，面部肌肉和上下颌要保持放松状态，牙关和眼皮也要放松。自然均匀地呼吸，尽可能保持静止不动，让全身松弛下来，保持这个动作 5 ～ 10 分钟。

完成一次摊尸式训练后，让自己深呼吸一下，然后将眼睛缓缓睁开，弯曲膝盖，将身体自然侧卧，稍做停留，用手掌撑起身体慢慢坐起来。

（2）注意事项：让全身重量都放在地面上。将眼睛闭起来，让全身放松，将注意力放在呼吸和两眉中间，让自己保持冥想状态，然后静静地呼吸。

进行摊尸式练习时，如果你感到困意袭来，一定要让自己尽量保持清醒，感受放松休息术带给自己的舒适感。如果感到背部不适，可以将腿抬起放在一把椅子上，以半仰卧的姿势躺卧。当体式结束时，可以先将身体略为侧卧，休息片刻后再起身。

为了保持在训练时能够呼吸顺畅，初学者可以在头部下侧加放一块厚毛巾。如果是患有感冒或者呼吸疾病时，可以多垫几块毛巾抬高头部和胸部。

（3）健身作用：在做摊尸式训练时，要尽量让自己的身体平躺在地板上，保持平静不动。要自然均匀地呼吸，使心率逐渐下降，将充足的氧气缓慢输入身体的各个部位。做摊尸式练习能够让关节与肌肉的紧张感消除，同时放松紧张的精神，有效缓解消化不良、失眠等问题，让人变得神清气爽。

2. 排气式

（1）动作方法：让身体处于仰卧状态，大口吸气，将双腿伸直，脚背绷直，双臂自然放在体侧。呼气，同时弯曲左腿膝盖，双手抱住左腿膝盖处，尽量将头部靠近膝盖，让膝盖位于腹部正上方，对腹部进行轻柔地挤压，保持姿态自然呼吸10次，重复3～8次。

（2）注意事项：当手去抱膝时，呼气并且收紧腹部，尽量将腹部内的空气挤压出来，闭上眼睛，将注意力放在腹部，放松全身，自然均匀地呼吸。

（3）健身作用：既可以锻炼髋关节和尾椎骨，同时还可以减轻下背部压力，缓解大腿部的肌肉紧张感，促进肠胃蠕动。

（二）俯卧休息

1. 俯卧式

（1）动作方法：保持俯卧姿势，双眼闭合，将两臂放于头顶上方，面部朝下贴于地板上；双腿分开与肩同宽，脚背贴地，轻微伸展背部、双肩和双臂。

（2）注意事项：将注意力集中在呼吸上，要自然而有节律，如果是为了缓解某些不适或治疗某种疾病，可保持这个姿势10分钟或更长时间，如果仅是在体位练习前期或者中期，只需要大概几分钟的时间足矣。

（3）健身作用：对于练习者脖颈长期处于僵硬状态或是落枕情况，可以起到放松肩颈肌肉的效果，同时还可以缓解脊椎病患者的痛苦。

2. 鳄鱼式

（1）动作方法：

①俯卧，双腿伸直，脚尖着地，手掌平贴在胸部两侧地板，手肘朝天同时紧靠身体两侧，十指尽量张开，指尖朝前方。

②吐气，收紧腹部，撑起身体离地至少6厘米，使用双手及脚尖支撑身体成为鳄鱼状。

③全身成一线，头部与脚跟和地板平行，或抬头直视前方，维持此姿势5～8个呼吸。吸气，慢慢全身放松回地面，侧脸颊贴地休息。

（2）注意事项：尽量保持此姿势一定时间，以感到舒适为宜，保持自然呼吸。手臂骨折的人不适宜做这个动作。想要长久保持这个姿势而又不感到厌倦，最好的方法是一边做一边阅读或下棋，这种情况下应将前臂平放在地面上。

（3）健身作用：鳄鱼式是个简易的姿势，但对人体很有帮助。它有助于消除疲劳，对患有哮喘和其他肺部疾病的人非常有益，对腰椎间盘突出或其他脊椎病患者治疗效果更加明显。

（三）侧卧休息

侧卧式应尽量放松身体，同侧的手臂可以放于头部也可放于体侧，侧手臂应该自然放于体前。在下面的腿稍稍弯曲，上面的腿屈膝，膝盖触地，脚放在另一膝盖的内侧，保持均匀且自然的呼吸。

1. 动作方法

取侧卧位，右肘弯曲，头躺放于右小臂上。侧向屈叠左腿，右腿保持伸直状态，着地的左膝尽量向胸部靠近。弯曲左臂，左肘向左膝靠近，双手十指交叉，将头转向右侧，闭上眼睛，放松全身，保持自然呼吸，交换左右位置做。

2. 注意事项

在放松过程中，如感不适，应当变换另一侧身体练习。

3. 健身作用

这个体式有利于减少脂肪沉积，刺激消化道蠕动，有助于缓解便秘。通过使双腿神经放松，缓解坐骨神经痛。

二、坐姿放松

（一）动物放松式

1. 动作方法

（1）将双腿并拢跪坐于地面，左腿向后方延伸，用右脚抵住左腿大腿内侧。吸气，将双手伸向头顶上方。呼气，将上身向前微屈，让胸部贴近大腿前侧。

（2）让额头接触地面，舒缓且平稳地呼吸，保持住这个姿势1～2

分钟。放松，吸气，缓慢抬起上半身，使两臂高举过头顶。交换腿部位置继续练习。

2. 注意事项

患有高血压、头部眩晕症状的人，可将双手握拳相交叠，前额或下巴放在大拇指和食指圈上，将头部抬高。

3. 健身作用

可以滋养脊柱内神经系统，使腹部与背部肌肉群、髋部以及肩部等得到放松，还有利于血液回流至脑部，缓解脑部疲劳。

（二）月亮式

1. 动作方法

跪坐，将双手放于双膝上，双膝分开略宽于肩膀，脚尖并拢。上身前屈，将胸腹部与大腿前侧紧贴，双臂伸向头顶前，将下巴或前额顶地。吸气，保持全身放松，手臂上抬；吸气，将手臂放下，训练5～10次。

2. 注意事项

将眼睛闭上，放松脊椎，注意力集中在呼吸上，保持自然呼吸状态。双臂伸直，身体趴在垫子上，下巴或前额放在地上。

3. 健身作用

可以强健神经系统；使腰背部肌肉群、肩部、髋部和膝盖等得到放松。

（三）婴儿式

1. 动作方法

跪坐，臀部坐在脚跟上，双脚合拢，脚心向上。头、颈、身成一直线。臀部放松，调匀呼吸。呼气，收缩腹部，将上身慢慢向前弯曲，胸腹部贴在大腿前侧，最后头部也缓缓垂下，头部朝左或右，双臂放在身体两侧，手心向上，手指向后，手肘和手背平放在地上。闭上双眼，脊柱完全放松。保持这个姿势15秒至2分钟。

2. 注意事项

双臂贴地，臀部尽量不要离开脚跟，放松背部。练习此姿势时间不宜超过 5 分钟，否则会妨碍腿部血液循环。腹泻、膝痛、静脉曲张、怀孕的人不要练习。如果坐在脚跟上不舒服，可在大腿与小腿之间夹一块厚毛巾做缓冲。

3. 健身作用

婴儿式可以舒缓精神紧张，消除疲劳，放松背部，消除脊椎压力，缓和背部下方的紧张不适；按摩胯部、大腿、脚踝、脚跟及腹部内脏。此姿势适合于后屈体位练习，也可作为姿势与姿势之间的休息练习。

三、坐立放松

（一）坐位团身放松式

长坐，屈膝。胸、腹贴在大腿前侧，双手手腕在脚踝处交叉，头部放在膝盖上，闭眼，调息。

（二）跪坐放松式

跪坐，双手交叉放在双膝上，闭眼，调息，放松全身。

（三）长坐放松式

长坐，双腿并拢，双手撑在身后，上身后仰，闭眼，调息。

四、站姿放松

双脚分开，脚尖稍微向外打开。

双臂自然下垂，双手在背后交握，左手握住右手腕部，调息放松全身。

第二节　瑜伽放松术语及休息术语节选

一、身体各部位放松语

仰卧，双手放于体侧，与身体成 45 度角，手心向上，双腿蹬直按自己舒适的方式稍分开，双脚自然地偏向外侧，身体处于最放松的状态，一旦准备好了这一切，就要排除一切杂念，将注意力全部集中在自己身体各个部位。

现在从脚开始：放松脚趾、脚心、脚背、脚后跟、脚踝、小腿后侧、小腿胫骨、膝盖窝、膝盖、大腿后侧、大腿前侧，腹股沟、髋部、臀部、身体两侧腰部、腋窝、肩膀、上臂、肘部、前臂、手腕、手背、手心、手指。

现在转到上身躯干：放松胸部、整个胸腔、心脏、膈、腹部、内脏器官、骨盆、肛门、腰骶椎、整个脊柱、整个背部。

现在转到颈部和头部：放松颈部前侧、颈椎、后脑勺、头顶、头皮、前额、脸颊、两耳、两眉、眉心、眼皮、眼球、眼睑、鼻子、嘴唇、牙齿、舌头、下巴、整个头部。

现在感觉身体每一个关节、每一个部位全部放松了，身体很轻很轻，轻得像一片羽毛飘浮在空中。（想象着）我躺在沙滩上，没有风，没有浪，蓝蓝的天空，蓝蓝的海水，海面平静极了……

一群海鸥在天空中飞翔，风起了，渐渐有了浪花，浪花触及我双脚，触到了我全身，我惊醒了。我还没有睡着，我只是躺在海边做瑜伽休息术罢了。我在静观自己的呼吸，我的呼吸自然、平稳地进行，当我吸气的时候，我感觉自己正在吸气，我呼气的时候，我正在呼气，我的呼吸自然而平稳。我轻轻地活动脚趾，轻轻地转动脚踝，轻轻地活动手指，轻轻转动手腕，我将头轻轻转到右侧，再轻轻转到左侧，慢慢转回到正中。

现在双手心在胸前相合，互相摩擦，待手心发热，让这发热的手心按在肚脐上，轻揉腹部，按摩腹部内脏器官。腹部内脏器官在温热的手心里受到温暖，内脏器官得以按摩。

再继续摩擦手心，待手心发热，让发热的手心轻轻拍打两个脸颊，就像母亲在爱抚婴儿，轻轻拍打头部，感觉所有的疲劳都消除了。大拇指轻轻按自己的太阳穴，感觉精力正在恢复。

继续摩擦手心，待手心发热，用发热的手心捂住闭着的双眼，眼睛感觉到温暖，眼球得到放松，眼睛在温暖的手心内慢慢睁开，十指分开，手指缓缓下滑，让眼睛慢慢适应这自然之光。

深深吸一口气，慢慢呼出，感觉全身心得到彻底放松，现在屈双膝，慢慢坐起，睁开眼睛，将头部轻轻摆动，再慢慢站起来，双脚并拢，双手放于体侧。

深深吸气，双手从旁分开，举至头顶，十指相交，转动手腕，手心朝天，感觉所有的紧张得以消除，全身充满了精力和元气；呼气，双臂从旁放下；再次吸气，双手上举，十指相交，转动手腕，伸直肘部，延伸脊柱，踮起脚跟，露出微笑，感觉全身恢复了活力，呼气，放低脚跟，放下双臂。瑜伽休息术已全部完成。

注意：

早、中、晚练瑜伽休息术，放松各部位后，后面的放松语是不同的。晨练时，放松各部位后，还需站起来，做恢复精力功，让温暖的阳光洒满全身，让充满精力的身体迎接新的一天。而中午如果需午睡则不用再转动脚趾、手指，而是放松各部位后感觉自己要进入睡眠状态，只需十几分钟的放松休息术就可以很快恢复精力。晚上临睡前做瑜伽休息术，则可将放松语念得更细、更慢，如脚部小脚趾、第四脚趾、第三脚趾、第二脚趾、大脚趾等，所以，在心里默念时，你已消除了各种杂念，精力全部集中在身体各部位上，而且各部位又正在放松，这样进入的睡眠状态质量高，而且真正的全身心彻底地放松。

二、优美放松短文节选

（想象着）我感觉自己已回归大自然里，我已经进入一片丛林，感受着大自然的美丽，风飕飕地刮着，树叶在摇动。我漫步在丛林中，沿途开放的野花像少女羞涩的脸对我点头微笑着，还有一些不知名的花正打着朵儿，竞相对我开放，我一边走着一边嗅着这丛林中的清香，漫长的路似乎也顺畅多了。

（想象着）我已飘进了山谷，飘进了大自然温柔的怀抱之中，在这苍穹里，在这山谷中，我感觉自己只是一滴小小的水珠，一片树叶，一朵小花，一棵卑微的小草，大自然无私地赋予人类以美丽，人类也要给大自然以最真切、最美好的回报，爱惜大自然吧。和风细雨轻轻掠过我的身体，感觉这风、这雨就像母亲的双手爱抚着我。

沿着湖边略有些泥泞的小路漫不经心地向前走着，如轻纱般飘逸的薄雾笼罩着宁静的湖，空气中浮着一种诱人的香气，微风轻拂着岸边参天的杨树的叶子，让人领略到一种宁静的美，我顿时感到一种许久以来没有过的轻快，仿佛从沉睡的罗网中突然得到解脱，郁积在心中的忧郁、阴冷一下子被驱散了。

找一片湛蓝的天空，懒洋洋地随地而躺，听鸟语，闻花香，看天地风景，随心所欲，随遇而安，彻底地放松自己的心情。

我沿着湖边静静地走着，深秋的阳光洒在湖边绿绿的草地上，我随地而卧，轻轻闭上眼睛，远处的花香沁入我的心扉，不知不觉也听见了远处悠悠的音乐，我陶醉在这草地里，陶醉在这大自然的怀抱之中。微风轻轻吹过，我感觉到丝丝凉意，我睁开眼睛，只见柳枝在随风摆动，从我身上轻轻拂过，我感觉到自己完全清醒了……

参考文献

[1] 赵芳.瑜伽[M].芜湖：安徽师范大学出版社，2010.

[2] 唐译.图解瑜伽大全[M].呼伦贝尔：内蒙古文化出版社，2011.

[3] 凯斯.瑜伽[M].黄力平，李玥，刘畅格，译.天津：科技翻译出版有限公司，2016.

[4] 巢巍.瑜伽文化小史[M].北京：中国青年出版社，2017.

[5] 阿迪斯瓦阿南达.冥想的力量[M].王志成，梁燕敏，周晓微，译.杭州：浙江大学出版社，2015.

[6] 霍佳讯，岳萌，毛亚萍.瑜伽及冥想训练对妊娠滋养细胞肿瘤病人心理控制源、自我效能及癌因性疲乏程度的影响[J].全科护理，2022，20（5）：651-653.

[7] 谭琳.瑜伽运动的特点及其价值研究[J].当代体育科技，2021，11（34）：182-185，190.

[8] 杨辉霞，王保成，马力.瑜伽运动的人文价值[J].商丘师范学院学报，2021，37（12）：83-85.

[9] 韩纹纹，华立君.影响瑜伽健身效果的环境因素分析[J].当代体育科技，2021，11（28）：158-160，165.

[10] 王莉，周贤彪.瑜伽练习的功效概述[J].当代体育科技，2021，11（28）：224-226.

[11] 张雯，王志玲．瑜伽运动在高校推广的价值研究 [J]．当代体育科技，2020，10（27）：41–42，45．

[12] 梁燕．基于瑜伽教学中运动损伤的成因与预防研究 [J]．科技资讯，2020，18（17）：222–223．

[13] 赵婉先．社会网络的命题分析 [J]．群文天地，2009（1）：83．

[14] 郭蕴华．浅谈瑜伽运动对大学生全面素质的影响 [J]．运动精品，2021，40（10）：11，13．

[15] 杨秀丽，冯世伟．构建高校体育专业《健身瑜伽段位制》课程体系研究 [J]．当代体育科技，2021，11（9）：110–112．

[16] 刘艺．瑜伽文化和形体训练的有效结合策略 [J]．拳击与格斗，2021（8）：50．

[17] 杨祥全，曾卫红．太极拳、瑜伽与奥林匹克运动：从运动习惯看文化差异 [J]．武术研究，2021，6（5）：1–6．

[18] 李楠．瑜伽的起源、发展、流派以及特点 [J]．灌篮，2021（17）：40–41．

[19] 范轶倩．全民健身视域下瑜伽养生的研究热点问题分析与展望 [J]．当代体育科技，2021，11（16）：209–211．

[20] 杨秀丽，冯世伟，韩巍．"健康中国"背景下健身瑜伽比赛开展现状及发展路径 [J]．山西大同大学学报（自然科学版），2021，37（3）：100–102，107．

[21] 钱丽琼，陆影仪，卢玉珊．孕期瑜伽训练对改善初产妇盆底肌肌力的效果 [J]．中国卫生标准管理，2021（20）：132–135．

[22] 李姿燕．浅析瑜伽健身价值及其产业化发展 [J]．当代体育科技，2021，11（24）：151–153．

[23] 王玲伟，许传坤．清洁法在哈他瑜伽中的运用研究 [J]．当代体育科技，2021，11（15）：85–87，91．

[24] 杨吉．正念瑜伽渊源与思想 [J]．灌篮，2021（10）：130–131，134．

[25] 黄坤，张佼．瑜伽三角伸展式习练不当导致身体伤害的运动解剖学分析 [J]．当代体育科技，2021，11（13）：36–39，43．

[26] 叶昌．瑜伽砖的介绍与使用 [J]．体育教学，2021，41（5）：85．

[27] 季文，薛金霞．当代瑜伽文化价值多元化论述 [J]．当代体育科技，2021，11（15）：198–201．

[28] 余洁.不同的国家对瑜伽的定义 [J].文体用品与科技，2021，17（17）：66-67.

[29] 赵桑晴."健康中国"背景下瑜伽运动在健康促进中的优势 [J].当代体育科技，2021，11（31）：131-133.

[30] 李希颖.养生视域下的印度瑜伽与中国导引 [J].医学与哲学，2020，41（7）：67-72.

[31] 曹彦.《金七十论》的解脱观探析：兼与《瑜伽经》进行比较 [J].宗教学研究，2019（2）：120-127.

[32] 赖小俭，刘凯伊，徐凤萍，等.瑜伽复合有氧操运动后机体发汗机制及效应 [J].上海体育学院学报，2015，39（5）：44-46，52.

[33] 文烨，朱东，王如镇.太极拳和瑜伽发展异同分析 [J].体育文化导刊，2013（11）：116-119.

[34] 杨弢，曹萍.瑜伽与武术发展比较研究 [J].体育文化导刊，2012（4）：120-122.

[35] 释昭慧.初期瑜伽行派之止观要义："七觉分"的完满开展 [J].西南民族大学学报（人文社会科学版），2011，32（2）：64-68.

[36] 郭兰，王鹏.论瑜伽健身 [J].体育文化导刊，2010（9）：23-26.

[37] 单清华，刘莹，王振涛，等.瑜伽文化足迹及现代健身价值研究 [J].体育与科学，2009，30（5）：46-48.

[38] 张艳芳.从瑜伽的流行看一种新兴运动式样的形成条件 [J].体育与科学，2009，30（3）：57-58，41.

[39] 毛娟.全析瑜伽演变历程：创建瑜伽教育的思想基础 [J].北京体育大学学报，2008（3）：387-389.

[40] 肖宁.瑜伽旅游研究 [J].体育文化导刊，2008（4）：78-79，82.

[41] 班玛.论藏传佛教中瑜伽士传统与"上师"的意义 [J].佛学研究，2015（1）：314-324.

[42] 刘兰娟，刘成，蔡浩.瑜伽在当代中国的传播特征研究 [J].体育文化导刊，2017（11）：54-58.

[43] 李宝.瑜伽冥想练习对中年女性脑电和焦虑的影响研究 [D].西安：西安体育学院，2018.

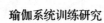
[44] 周倩倩．古印度瑜伽视角下我国高校瑜伽课程开展状况的研究 [D]. 金华：浙江师范大学，2018.

[45] 栾彦茹．瑜伽教学中体式分类研究 [D]. 长春：吉林体育学院，2018.

[46] 李文婷．中国化视域下的瑜伽休闲境界研究 [D]. 杭州：浙江大学，2018.